늙어도 늙지 않는 법

늙어도 늙지 않는 법

1판 1쇄 인쇄 2020. 2. 10.
1판 1쇄 발행 2020. 2. 17.

지은이 김광일

발행인 고세규
편집 구예원 디자인 박주희 마케팅 정성준 홍보 한수련
발행처 김영사
등록 1979년 5월 17일(제406-2003-036호)
주소 경기도 파주시 문발로 197(문발동) 우편번호 10881
전화 마케팅부 031)955-3100, 편집부 031)955-3200 | 팩스 031)955-3111

값은 뒤표지에 있습니다.
ISBN 978-89-349-8567-9 03510

홈페이지 www.gimmyoung.com   블로그 blog.naver.com/gybook
페이스북 facebook.com/gybooks   이메일 bestbook@gimmyoung.com

좋은 독자가 좋은 책을 만듭니다.
김영사는 독자 여러분의 의견에 항상 귀 기울이고 있습니다.

이 도서의 국립중앙도서관 출판예정도서목록(CIP)은 서지정보유통지원시스템 홈페이지
(http://seoji.nl.go.kr)와 국가자료공동목록시스템(http://www.nl.go.kr/kolisnet)에서
이용하실 수 있습니다.(CIP제어번호 : CIP2020004202)

늙어도 늙지 않는 법

'나이 탓'이라 여기며 건강을 놓치고 있는 당신에게

김광일 지음

분당서울대학교병원 노인의료센터장 김광일 교수의

**한 살이라도 젊을 때 보는
노년건강관리법**

김영사

건강하고 팔팔하게
노년을 보내기 위하여

어느덧 노인의학을 전공하여 진료를 시작한 지 16년이라는 세월이 지났습니다. 처음 시작했을 때만 하더라도 우리나라에 없던 전문영역이다 보니 노인의학이라는 단어가 낯설고, 스스로도 무엇을 해야 하는지 명확하게 알지 못해 그동안의 과정이 결코 순탄하지는 않았습니다.

많은 노인환자들을 치료하며, 질환을 조기에 발견하고 예방하는 것이 무엇보다 중요하다는 것을 깨달았습니다. 노인들은 질병에 의한 증상을 단순히 "나이 들면 다 아프지 뭐" 하고 대수롭지 않게 넘어가다 나중에 큰 병을 안고 병원을 찾는 경우가 많습니다. 노인성질병의 증상은 노화현상과 비슷하게 나타나는 경우가 많기 때문입니다. 적절한 치료시기를 놓치지 않도록 노인성질병의 증상과 예방법에 대해 자세히 알려야겠다고 생각했습니다.

환자들은 병원에서 자신의 상태에 관해 자세하게 설명을 듣기도 쉽지 않습니다. 그렇다 보니 다른 병원에서 자신의 진료기록을 복사해 와서 지금 치료받는 질병이 무엇인지 물어보는 환자들이 많아 안타깝습니다. TV, 인터넷, 유튜브 등의 다양한 매체를 통해 알게 된 검증되지 않은 의학 정보를 믿고 고생하거나 불필요한 검사를 받는 환자도 적지 않습니다. 특히 노인들은 치료받는 질병과 복용 중인 약이 많다 보니 각종 정보에 귀를 기울일 수밖에 없기 때문에, 정확한 지식을 전달해야 할 필요성을 느꼈습니다. 이 책 《늙어도 늙지 않는 법》은 그런 생각에서 출발해서 쓰였습니다.

1장에서는 '나이 들면 원래 이곳저곳 아프지 않나?' 하고 증상을 대수롭지 않게 여기다가 건강을 악화시키는 각종 오해들을 바로잡고자 합니다. 인지기능, 심폐기능, 감각기능, 근골격계, 내분비계, 피부의 6가지 영역에서 흔히 헷갈릴 수 있는 노화현상과 증상의 구분법에 대해 다루었습니다. 가령 자꾸 잊어버리는 자신의 증상을 단순히 건망증이라며 내버려두었다가 병원에서 치매라는 판정을 받고 힘들어하는 분들이 있는데, 1장을 읽으시면 건망증인지 치매인지 구분하는 데 도움이 될 것입니다.

2장에서는 노년에 잘 걸리는 7대질병인 심혈관질환, 뇌혈관질환, 치매, 파킨슨병, 암, 근골격계질환, 내분비질환의 예방법에 대해 알려드립니다. '심근경색, 뇌졸중도 예방이 되나?' 하고 급성 발병하는 질환에 두려움을 가진 분들이 많은데, 이러한 질병들도 전조증상을 알아차리고 예방하면 충분히 후유증 없이 회복할 수 있습니다. 2장을 통해 노인성질병의 예방법을 미리 알아두시기 바랍니다.

3장에서는 건강한 노년을 위해 지금부터 알아야 하는 생활 속의 수칙들을 다루었습니다. 노인들 중에서는 단순히 '젊었을 때처럼 등산을 계속하면 건강에 좋겠지'라는 생각에 숨이 가빠도 오히려 더 속도를 높여 산을 오르는 경우가 많습니다. 이러한 생각들이 왜 위험한지, 노인에게 맞는 운동법은 무엇인지 정리했습니다. 그 밖에도 약이나 건강기능식품을 많이 드시는 분들께 드리는 조언 등 노년을 준비하며 알아두면 좋은 건강습관에 대해 알차게 구성했습니다.

4장에서는 노년을 위협하는 생활 속의 위험요인들을 알려드리고자 합니다. 뉴스에서 노인 운전자가 낸 사고 소식을 들으면, '눈도 침침하고 예전처럼 민첩성도 떨어지는데 운전을 그만해야 하는 것 아닌가' 하는 의문을 가지는 분들이 계실 것입니다. 운전을 언제까지 해야 할지 궁금한 분들을 위해 운전능력을 스스로 판단해볼 수 있는 팁을 드리고자 합니다. 그 외에도 낙상 예방법, 미세먼지 대응법, 안전한 사우나 이용법 등 일상에서 조심해야 할 위험요인들에 대해 속 시원하게 알려드립니다.

부록에는 요양병원이나 요양원 선택법, 연명의료결정법 등 자신의 노년을 준비하는 분들께 꼭 필요한 정보들을 담았습니다. 노년에 필요한 각종 시설과 제도를 미리 알고 준비해두시면 좋겠습니다.

진료실에서 환자분들이 많이 물어보시는 질문들을 떠올리면서 이 책을 썼습니다. 범람하는 의학정보 속에서 자신에게 꼭 필요한 내용은 무엇인지 물어볼 곳이 없어 고민하셨던 분들에게 이 책이 실질적인 도움이 되었으면 합니다.

분당서울대학교병원 노인의료센터장 김광일

차 례

3장 맨날 운동하는데 왜 아플까? : 건강한 노년생활을 위한 필수지식

4장 이런 행동 괜찮을까? : 노년을 위협하는 생활 속의 위험

TIP 노년 건강을 지키는 119

1장

늙으면 다 아프지 뭐

: 나를 더 늙게 만드는 오해들

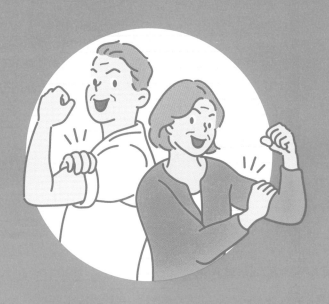

건망증일까,
치매일까?

63세 나깜빡 씨는 최근 기억력이 떨어지는 것 같아 걱정이 많다. 이전에도 가끔씩 탤런트 이름 등이 잘 생각나지 않았던 적이 있었으나, 그다지 문제라고 여기지는 않았는데 최근에는 며칠 전 만났던 사람들과 나누었던 대화 내용이 전혀 기억나지 않는 경우가 잦아졌다. 젊었을 때 있었던 일들은 바로 어제 일처럼 기억하는 것을 보면 치매는 아닌 것 같은데, 이런 증상이 혹시 치매의 초기증상인지 아니면 최근에 신경 쓰는 일들이 많다 보니 나타나는 현상인지 궁금해 병원을 찾았다.

건망증이 심해져도
치매에 걸리는 것은 아니다

나이가 들수록 기억력은 떨어진다. 젊었을 적 기억력이 좋았다면 이러한 변화를 더 많이 느끼게 된다. 그냥 나이가 들어서 그런가 싶다가도 갑자기 드라마를 보다가 연예인의 이름이 생각나지 않거나, 집 전화번호가 얼른 기억나지 않으면 혹시 치매의 전조증상이 아닌지 덜컥 겁이 나기도 할 것이다.

이처럼 치매는 많은 이들이 가장 염려하고 두려워하는 질병이지만, 한 가지 확실히 말할 수 있는 것은 건망증이 심해진다고 해서 나중에 치매에 걸리지는 않는다는 것이다. 치매와 건망증은 어떻게 다를까?

치매와 건망증

치매는 후천적으로 기억력, 언어기능, 시공간능력, 집중력, 수행능력 등의 인지기능이 저하되어 일상생활을 제대로 수행하지 못하는 상태를 말한다. 치매가 진행되면 인지기능장애뿐만 아니라 망상, 배회 등의 정신병적 증상이나 보행장애, 실금失禁 등의 신경학적 증상을 동반하기 때문에 돌봄이 필요하다.

치매를 유발하는 질환은 100가지가 넘을 정도로 다양하며, 치매의 원인이 되는 질환에 따라 증상, 치료, 예후 등이 달라진다. 흔히 모든 치매를 알츠하이머질환Alzheimer's disease(혹은 알츠하이머병)으로 잘못 알고 있는데, 알츠하이머질환은 치매의 원인 중 하나일 뿐이다. 안타깝게도 아직까지 알츠하이머질환을 완치할 수 있는 치료제가 없기 때문에 증상이 악화되기 전에 조기에 진단하여 진행을 지연시키는 것이 가장 효과적인 방법이다.

흔히 치매를 치료방법이 없는 불치의 질병으로 생각하지만, 치매 중에는 우울증, 갑상선기능저하증, 비타민 B_{12}결핍증, 엽산결핍증, 정상뇌압수두증 등과 같이 치매의 원인이 되는 질환을 치료하면 치매 증상이 호전될 수 있는 '가역성 치매'도 10~15퍼센트가

량 차지하므로 초기에 적절한 진단을 받는 것이 중요하다.

건망증은 정상적인 노화 과정에서 나타나는 기억력 감퇴 현상으로 초기 치매환자들이 보이는 기억력장애와 구별된다. 건망증은 사건이나 경험의 내용 중 일부분을 잘 기억하지 못하는 반면, 치매환자는 그러한 사건이나 경험이 있었다는 사실 자체를 기억하지 못하는 경우가 많다. 2~3주 전에 전화로 만날 약속을 했을 때, 날짜나 장소가 기억나지 않아 다시 물어본다면 건망증이고, 약속을 했다는 사실 자체가 기억나지 않는다면 치매를 의심할 수 있다.

치매는 계속 증상이 악화되는 진행성 질환이기 때문에 기억력 저하 및 다른 인지기능의 저하 증상이 시간이 흐를수록 악화되지

치매와 건망증 구별법

치매	건망증
사건이나 경험이 있었다는 사실 자체를 기억하지 못함(약속했다는 사실을 기억하지 못함)	사건이나 경험의 내용 중 일부분을 잘 기억하지 못함(약속시간이나 약속장소를 잊음)
기억을 스스로 떠올리는 경우는 거의 없음	기억나지 않던 부분이 어느 순간 다시 떠오를 수 있음(힌트를 주면 기억을 떠올릴 수 있음)
기억력 장애가 점점 더 심해져서 직무수행이나 가정생활에 영향을 미침	일상생활에 장애를 초래하는 경우는 없음
성격의 변화, 망상, 배회 등의 증상이 동반될 수 있음	기억력 외에 다른 인지기능의 변화는 없음

만, 건망증의 경우 단어가 잘 생각나지 않거나 깜빡깜빡 잊어도 시간이 지나거나 힌트를 주면 다시 기억해내는 경우가 많다.

또한 기억력 저하로 인해서 이전에는 잘 수행했던 일상생활 수행 능력(예를 들면 서류작업, 컴퓨터 등의 기기 사용)에 문제가 자주 나타난다면 치매를 의심할 수 있다. 예를 들면 세무사였던 사람이 나이가 들어 간단한 돈 계산을 자주 틀린다면 치매를 의심해봐야 한다.

스스로 치매가 의심되어 진료를 신청한 사람은 대부분 큰 이상이 없는데, 배우자나 자식 등 가족이 진료를 신청한 사람은 치매인 경우가 많다. 즉, 본인의 평가보다는 주위의 평가가 조금 더 정확할 수 있다. 치매와 건망증은 인지기능평가를 포함한 정확한 진단과정을 통해서 제대로 진단할 수 있기 때문에 임의로 진단을 내리고 걱정하기보다는 전문의의 진료를 받아보는 것이 좋다.

치매도 유전이 될까?

치매는 100여 가지 질환에 의해 발생하기 때문에 단지 부모에게 치매가 있었다는 이유로 유전이 될까 걱정할 필요는 없다. 특히 부모가 뇌손상, 영양결핍에 의한 치매였다면 유전될 가능성은 거의 없다. 하지만 혈관성치매는 심뇌혈관 위험인자가 관련되어 있기 때문에 고혈압, 당뇨병, 이상지질혈증 등의 가족력이 있는 경우는 주의가 필요하다. 알츠하이머질환도 가족력이 있는 경우가 있기 때문에 특히 상대적으로 젊은 연령에 치매가 발병했다면 검사를 받아야 한다.

현재까지 가장 잘 알려진 유전적인 위험요인은 'ApoE 유전자형'이다. 가족 중에 50~60대의 이른 나이에 치매가 발생한 이가 있다면 ApoE 유전자형 검사를 해볼 필요가 있다. ApoE 유전자형은 ε2, ε3, ε4형 3가지가 있다. 부모로부터 한쪽씩 유전자를 물려받아 한 쌍의 ApoE 유전자를 갖는다. 3가지 형 중에 치매와 관련이 있는 ε4를 부모로부터 받아 ε4/ε4인 경우 향후 알츠하이머 치매의 발생위험이 3~5배 높다고 알려져 있다. 그렇지만 치매의 가족력이나 고위험 유전자형을 가졌다고 해서 모두 치매에 걸리는 것은 아니기 때문에 과도하게 걱정할 필요는 없고, 조절 가능한 위험인자들을 잘 관리하는 것이 중요하다.

치매 예방약과 치료약

치매를 예방할 수 있는 약이 있다면 복용하지 않는 사람이 있을까? 아마도 전 세계 (적어도 중년 이후의) 모든 사람들이 경제적 여력만 뒷받침된다면 열심히 복용하지 않을까 싶다. 따라서 그런 약을 개발할 수 있다면 제약회사 입장에서는 엄청난 이익을 얻을 것이다. 가끔씩 치매 예방약을 처방해 달라는 분들이 있지만 안타깝게도 아직까지는 치매 예방 효과가 증명된 약은 없다. 최근 미국 국제학술지 《내과학회보Annals of Internal Medicine》에 발표된 4편의 메타분석 논문에서 비타민 B·D·E와 오메가3, 은행잎제 등의 영양제도 치매를 예방하지 못한다고 밝혔다.

현재 치매 치료제로 널리 쓰이는 아세틸콜린 분해효소 억제제나 NMDA 수용체 길항제도 알츠하이머 치매를 완치하지는 못하고 증상을 경감시키고 진행을 지연시키는 효과만 있을 뿐이다. 초기부터 약물치료를 한 환자는 그렇지 않은 환자보다 5년 뒤 요양 시설에 입소해야 할 정도로 악화될 확률이 25퍼센트 정도로 낮아지는 결과를 보였다. 치매의 발병이나 진행을 5~10년 정도 지연시킬 수 있다면 환자가 치매로 인한 불편 없이 여생을 보낼 수 있을 것으로 기대하고 이 약을 사용하고 있다.

치매 발생을 줄일 수 있는 약을 개발하기 위해 많은 사람들이 노력하고 있지만 아직까지는 실망스러운 결과만 보고되었다. 결론적으로 현재 치매를 예방하거나 치료할 수 있는 약은 없다.

DR. KIM 늙어도 늙지 않는 비법

이제 건망증과 치매의 차이를 아셨나요? 건망증이 심해져도 치매가 발생하는 것이 아니라니, 조금은 안심이 되죠. 아쉽게도 아직 치매를 예방하는 특효약은 없습니다. 따라서 증상이 악화되기 전에 조기에 진단하여 진행을 지연시키는 것이 가장 효과적인 방법입니다.

건강한 내 몸을 위한 Q&A

Q 어머님께서 고관절골절로 입원하셨을 때 섬망이 있어 사람을 알아보지 못하고 엉뚱한 말씀을 하셨던 적이 있습니다. 치매와도 관련이 있는 것인가요?

A 최근 섬망譫妄을 경험한 환자가 치매의 발생위험이 높다는 사실이 알려졌습니다. 섬망은 감염, 골절, 탈수 등의 전신질환이나 부적절한 약에 의해 발생하는 급성뇌기능장애입니다. 섬망이 발생하면 집중력이 떨어지고, 의식수준이 변화되며, 인지기능 저하 및 지남력指南力(현재 자신이 놓여 있는 상황을 올바르게 인식하는 능력)장애가 특징적으로 나타납니다.

즉, 수술이나 급성질환으로 입원한 노인이 갑자기 가족을 알아보지 못하고 밤에 헛것을 보거나, "간호사가 폭행했다"라는 등의 엉뚱한 말을 하는 경우입니다. 대부분 원인이 되는 질환이 해결되거나 섬망을 유발하는 약의 복용을 중지하면 증상이 호전됩니다. 섬망을 예방하기 위해서는 통증조절, 수면유지, 탈수예방, 부적절한 약(수면제, 마약성 진통제 등)의 사용 주의 등 세심한 관리가 필요합니다.

잠깐 뛰어도
숨이 찬데 괜찮을까?

73세 강심장 씨는 최근 조금만 움직여도 숨이 차고 계단을 오르기가 힘들어져서 걱정이 많다. 이전에는 지하철역 계단을 오르내리는 것이 힘들지 않았는데, 지금은 헉헉 숨이 가쁘다. 아무래도 나이가 들어서 숨이 찬 것이 아닐까 싶지만, 혹시 어디가 심각하게 아픈 것은 아닌지 걱정이 된다.

나이가 들어서 숨찬 것이
아닐 수 있다

나이가 들면 머리카락이 하얗게 되고 피부의 탄력이 줄어들 듯, 조금만 움직이면 숨이 차는 것도 당연하다고 생각하는 사람들이 많다. 하지만 많은 이들이 생각하는 것처럼 운동능력과 연령의 상관관계가 필연적인 것은 아니다. 호흡하기 힘들거나, 호흡을 비정상적으로 불편하게 느끼는 주관적 상태를 뜻하는 '호흡곤란'은 다양한 생리적·정신적·사회적·환경적 요인 때문에 발생한다. 또한 급성불안과 같은 심리적인 변화로 숨이 차다고 호소할 수 있기 때문에 환자들 중에는 특별한 신체적인 이상이 없는 경우도 있다. 호흡곤란은 노화뿐 아니라 심장질환, 폐질환, 흉벽질환, 호흡근육질환, 빈혈, 불안, 비만, 운동부족 등에 의해 나타날 수 있다.

노화에 의한 호흡곤란

운동을 하고 나서 혈압을 재면 너무 높다고 걱정하는 이들이 있는데 이는 당연한 현상이다. 운동을 하면 말초조직으로 가는 혈액 공급량이 증가하고, 그 때문에 맥박수가 빨라지고, 일회 심박출량(심장이 한 번 수축할 때 박출하는 혈액의 양)이 증가해 혈압이 높아지기 때문이다.

그러나 나이가 들수록 운동할 때 최대 맥박수가 줄어드는데, 이러한 이유로 점차 운동능력이 떨어지게 된다. 즉, 운동을 하면 증가된 산소요구량을 충족시키기 위해 심박출량(심장이 단위시간에 박출하는 혈액의 양)이 증가되어야 하고, 이를 위해서는 맥박수가 빨라져야 하는데, 나이가 들수록 운동을 해도 맥박수가 충분히 빨라지지 못하게 된다. 따라서 어느 정도 수준에 도달하게 되면 더 이상 혈액공급량을 증가시킬 수 없어서 호흡곤란과 함께 운동을 지속할 수 없는 현상이 나타나는 것이다.

나이가 들수록 지구력과 운동능력을 평가하는 지표인 '최대산소 소모량'이 감소하는데, 유산소운동을 꾸준히 하면 30%가량 증가될 수 있다고 한다. 노인에게 적합한 유산소운동으로는 걷기, (실내)자전거 타기, 수영, 에어로빅댄스 등이 있다.

질병에 의한 호흡곤란

노화가 아닌 질병에 의한 호흡곤란은 주로 심혈관계(심부전·허혈성 심질환)질환, 호흡기계(만성폐쇄성 폐질환·기관지천식)질환, 근골격계 질환, 빈혈 등이 원인일 수 있다. 심혈관계질환 또는 호흡기계질환이 없어도 과도한 비만이나 운동 부족의 경우에는 호흡곤란이 있을 수 있기 때문에 체중감량이나 꾸준한 유산소운동으로 호흡곤란을 예방하거나 증상을 호전시킬 수 있다.

진료가 필요한 경우

누워 있을 때 더 숨이 찬 경우

대부분의 호흡곤란은 운동이나 움직임에 의해 악화된다. 하지만 움직일 때보다 오히려 가만히 있을 때 호흡곤란을 느낀다면 대부분 심리적인 요인(불안 증상)이 원인인 경우가 많다. 앉아 있을 때보다 누워 있을 때 더 숨이 차고 혹은 자다가 숨이 차서 깨는 경우가 종종 있다면 이는 심장 이상에 의한 호흡곤란일 수 있다. 이 경우에는 대부분 입원해서 치료해야 한다.

노쇠한 노인 중에는 의사소통이 어려워 호흡곤란 증상을 표현하지 못하면서 계속 잠을 이루지 못하고, 눕지 못하는 경우가 있는데 이는 심부전 증상일 수 있기 때문에 보호자의 각별한 관찰이 필요하다.

쌕쌕거리면서 숨이 찬 경우

호흡곤란이 움직임과 무관하게 쌕쌕거리거나 고양이 울음소리와 비슷한 소리가 들리는 천명음喘鳴音과 함께 나타난다면 기관지 천식, 또는 아주 심한 심부전을 의심해야 한다. 기관지 천식의 경우 대부분의 환자가 이미 진료를 받고 있거나 호흡곤란 악화 증상을 경험한 적이 있어 진단이 어렵지 않다. 감기 등의 상기도 감염 후 급작스럽게 악화된 기관지 천식이라면 응급상황에 해당하기 때문에 전문의의 진료가 필요하다.

한쪽 다리가 부으면서 갑자기 호흡곤란이 나타난 경우

양쪽 다리가 붓는 것은 움직임이 많지 않은 노인에게서 자주 관찰되는 증상이다. 하지만 갑자기 한쪽 다리가 붓는 일측성하지부종과 함께 호흡곤란이 나타나면 심부정맥 혈전증深部靜脈血栓症과 폐색전肺塞栓을 의심해야 한다.

심부정맥 혈전증은 하지정맥에 피딱지血栓가 생겨 혈류 흐름을 막아 그 이하 부위로 부종이 생기는 질환이다. 폐색전은 하지정맥의 혈전이 우심실로 이동한 후 폐혈류를 통해 폐동맥을 막는 질환으로 폐혈류 공급 장애와 우심실의 부하 증가로 인해 심부전, 급사를 초래할 수 있다. 하지정맥에 혈전이 생기는 것은 흔하지는

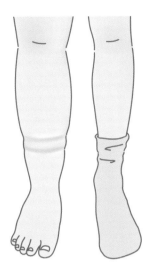

일측성하지부종 한쪽 다리에만 양말 자국이 선명하게 남는다.

않지만 뇌졸중이나 골절로 장기간 누워 지내는 환자나 심부전, 암으로 치료 중인 환자에게서 드물지 않게 나타날 수 있다. 폐색전은 진행이 빨라 급사의 원인이 될 수 있기 때문에 다리가 부으면서 호흡곤란이 갑자기 생겼다면 빨리 진료를 받아야 한다.

신체 이상이 아닌 다른 원인이 의심되는 경우: 심리적 요인

호흡곤란은 심리적인 요인에 의해서도 발생할 수 있으며 불안, 우울증, 공황장애 등의 질환에서도 흔히 관찰되는 증상이다. 신체적인 질환에 의한 호흡곤란이 주로 운동이나 활동에 의해 악화되는 특징을 가졌다면, 심리적 원인에 의한 호흡곤란은 안정을 취하고 있을 때, 혹은 자려고 누웠을 때 나타나는 차이를 보인다. '한숨을 쉰다', '가슴이 갑갑하다'라는 증상의 호소 또한 신체질환보다는 심리적인 요인에 의해 발생하는 경우가 더 흔하다. 이런 경우라면 우선적으로 신체질환의 가능성을 배제하기 위한 기본적인 검사를 받고 나서, 불안이나 우울증에 대한 적절한 치료를 받으면 증상이 개선된다.

DR. KIM 늙어도 늙지 않는 비법

흔히 숨이 가쁘면 '나이가 들어서 그런가 보다' 하고 가볍게 넘기는 경우가 많죠. 하지만 나이와 호흡곤란이 꼭 상관관계가 있는 것은 아닙니다. 꾸준한 유산소운동으로 개선될 수 있습니다. 하지만 질병과 상관없이 심리적 요인에 의해 호흡곤란이 나타나 일상생활에 지장을 준다면 병원에 와서 진료를 받아보시기를 권합니다. 숨 쉬는 것이 가장 기본이기에 가족들의 숨 쉬는 모습을 한번 관찰해보는 것도 좋습니다.

건강한 내 몸을 위한 Q&A

Q 협심증으로 스텐트시술을 받았습니다. 최근 들어 빨리 걸으면 숨이 찬 증상이 자주 나타나는데 운동을 열심히 하면 심장이 튼튼해져 증상이 좋아질 수 있나요?

A 아닙니다. 협심증, 심부전 등 심혈관질환을 가진 환자가 운동할 때 호흡곤란이 발생했다면 경고 증상으로 생각하고 진료를 받는 것이 좋습니다. 이 경우 이전에 시술받았던 관상동맥협착에 의한 협심증 증상이 악화된 것으로 보이며, 운동을 더 열심히 한다고 증상이 개선되지는 않습니다. 오히려 심장에 부담을 증가시켜 급성심근경색이나 돌연사의 위험성이 있습니다. 운동부족에 의한 호흡곤란은 장기간 운동을 하지 않고 지내다가 다시 운동을 시작할 때 초기에는 호흡곤란이 있지만, 운동을 지속하면 조금씩 좋아지는 경우입니다. 운동을 지속할수록 호흡곤란이 심해진다면 즉시 운동을 멈추는 것이 안전합니다.

Q 심부전으로 치료 중입니다. 최근 감기에 걸린 후 호흡곤란이 더 심해졌는데 왜인가요?

A 심부전으로 진료를 받는 환자의 경우, 감기 또는 감기약에 의해 심부전이 악화되어 호흡곤란이 심해질 수 있습니다. 또한 관절 통증으로 진통제를 복용하는 경우에도 심부전이 악화되어 호흡곤란이 심해지기도 합니다. 이는 진통소염제로 널리 사용되는 비스테로이드 항염증제NSAIDs·Non-Steroidal Anti-Inflammatory Drugs가 염분을 배출시키는 능력을 저해하여 폐부종, 하지부종 등을 일으키고 심장의 부담을 증가시켜 호흡곤란을 유발할 수 있기 때문입니다. 따라서 심부전으로 치료 중이거나 이전에 심부전으로 진료를 받은 노인들은 진통소염제나 감기약을 처방받을 때 과거 병력을 꼭 의사에게 말해야 합니다.

나이 들면
귀가 안 들리는 건
당연할까?

75세 안들려 씨는 보청기 좀 사용하라는 자식들의 성화에 짜증이 난다. 아직 노인처럼 보이고 싶지 않은데, 보청기를 끼고 다니면 틀림없이 친구들이 놀릴 것이고 왠지 불편할 것 같다. 가끔씩 다른 사람의 말을 못 알아듣기는 하지만 잘 들리는 때도 있어서 아직은 보청기를 쓰고 싶지 않다.

청력, 시력의 변화는
노화가 아닌 질환에 의한 경우가 많다

노인이라고 하면 흔히 돋보기, 보청기, 지팡이 등을 떠올린다. '나도 늙었구나' 하고 노화를 처음으로 실감하게 되는 계기도 글씨가 잘 보이지 않거나, 사람들 말소리가 정확하게 잘 들리지 않아 생활하는 데 불편을 느낄 때다. 최근에는 스마트폰과 컴퓨터를 많이 사용하면서 40대 초반에도 노안인 경우가 드물지 않다. 바로 앞의 글자가 잘 보이지 않게 되었을 때 느끼는 당혹감은 생각보다 크고, '내가 벌써!' 하면서 서글픈 생각이 들기도 한다. 그런데 문제는 여기서 발생한다. 감각기능이 저하됐을 때 당연히 노화 때문이라고 생각해 질환을 방치하는 경우가 생긴다. 감각기능을 떨어뜨리는 원인에는 어떤 것들이 있는지 알아보자.

청력저하의 요인

노화에 의한 청력저하

나이가 들수록 청력은 떨어진다. 고음영역의 청력저하가 먼저 나타나고, 소리의 방향을 감지하기 어려워진다. 상대가 말이 빠르거나 익숙하지 않은 단어를 말할 경우 혹은 소음 등으로 혼란스러운 환경에서는 듣는 것에 어려움을 느끼게 된다. 나이가 들수록 청력이 떨어지는 이유는 이소골耳小骨(소리의 진동을 고막에서 내이로 전달하는 역할을 하는 작은 뼈)이나 고막의 퇴행성변화, 청각세포 및 청신경 숫자의 감소, 청각중추의 퇴화 등 다양한 기전機轉, mechanism(발생 현상과 원리를 일컫는 용어)에 의해 발생한다고 알려져 있다.

　노화로 인한 청력저하는 회복하기 어렵지만 적절한 시기에 보청기를 사용하거나, 고도의 난청이 있는 경우 소리를 인지할 수 있도록 돕는 장치인 인공와우를 이식하는 등 청각재활을 시작하면 삶의 질을 개선할 수 있다. 보청기를 사용하니 오히려 윙윙거리는 소리가 커지고 잘 알아듣기 힘들어서 쓰지 않는다는 환자들이 많은데, 이는 너무 늦게 보청기를 사용했기 때문이다. 따라서 청력이 어느 정도 보존된 시기에 청력을 보조할 수 있는 적절한 치료법을 적용하는 것이 중요하다.

다른 요인에 의한 청력저하

청력저하는 노화뿐 아니라 소음 노출, 흡연, 약, 고혈압 등 다른 위험인자에 의해서 더욱 가속되기 때문에 이들에 대한 관리가 중요하다. 특히 소음이 심한 환경에서 근무했거나 총소리, 대포소리와 같은 소음에 노출된 경험이 있다면 고주파영역의 청력소실을 초래하여 노인성난청이 발생하게 된다.

한편, 청신경 주위의 종양과 같은 다른 질병에 의해 노인성난

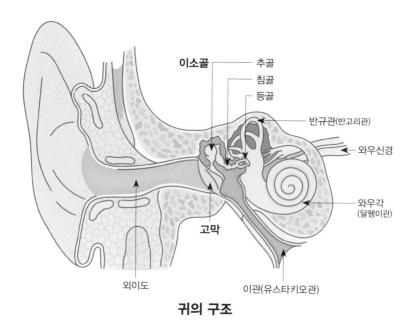

귀의 구조

청이 유발될 수도 있기 때문에 이명, 어지럼증 등의 증상을 동반한 청력저하의 경우에는 전문의의 진료가 필요하다. 최근에는 청력의 변화가 치매나 우울증에 동반되거나 선행하여 나타난다는 사실이 알려지면서, 단순히 감각기능의 문제가 아닌 중추신경계 이상이 중요하게 관여하는 것으로 생각되고 있다.

시력저하의 요인

노화에 의한 시력저하

나이가 들면서 가장 빨리 경험하는 현상 중 하나가 노안老眼이다. 노안이란 나이가 들어가면서 가까이에 있는 물체에 초점을 맞추는 조절능력이 떨어지는 상태를 말한다. 노안은 질병이라기보다는 수정체의 노화현상이다. 또한 어둡거나 눈부심을 유발하는 환경에 노출되면 시력저하가 심해진다.

질환에 의한 시력저하

시력저하를 초래하는 대표적인 질환은 백내장, 녹내장, 황반변성이다.

백내장 백내장은 안개가 낀 것처럼 시야가 뿌옇게 되는 질환이다. 사진기의 렌즈에 해당하는 곳인 수정체가 빛을 굴절시켜 망막에 초점을 맺히게 해야 하는데, 혼탁해져 빛을 제대로 통과시키지 못

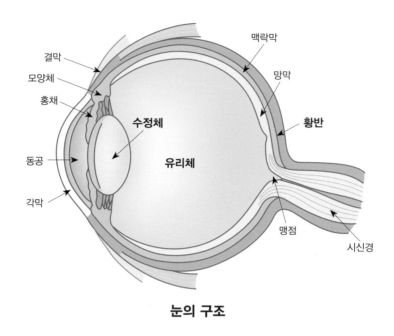

눈의 구조

하면 발생한다. 노화에 의해서도 발생하지만, 외상, 염증, 당뇨병에 의해서도 발생한다.

백내장의 증상으로는 시력감소가 가장 흔하고, 물체가 두 개로 보이는 현상인 복시, 눈부심, 시야감소, 야간시력저하 등이 생길 수 있다. 백내장의 진행을 억제하거나 치료한다는 약들이 있기는 하지만 그 효과가 크지 않다. 백내장은 수술을 통해 완치할 수 있다.

녹내장 녹내장이란 시신경 손상이 진행되어 시야결손이 나타나는 질환으로 안압眼壓이 상승하는 것과 관련이 있지만, 정상 안압을 가진 경우에도 나타날 수 있다. 안압이란 안구의 형태를 유지하는 눈의 압력을 뜻한다. 안압이 상승하는 이유는 눈 속을 채우고 있는 체액인 방수가 생성되는 만큼 눈 밖으로 배출되어야 안압이 유지되는데, 방수를 내보내는 능력이 저하되어 방수의 생산과 배출이 불균형해지기 때문이다.

안압이 상승하면 시신경을 압박하고, 시신경으로 가는 혈류의 흐름을 저하시켜 결국은 시야 손상이 진행돼 실명하게 된다. 따라서 증상이 없더라도 녹내장으로 인한 비가역적인 신경손상이 나타날 가능성은 없는지 주기적으로 검사해야 한다. 안압이 상승한 경우 약물치료, 레이저치료, 또는 수술치료를 통해 시신경 손상을 예방할 수 있다.

황반변성 연령관련 황반변성Age-related Macular Degeneration은 노화, 독성물질, 염증 등에 의해 황반 주위가 변성되어 기능이 떨어지면서 시력이 저하되고, 심할 경우 시력을 완전히 잃는 질환이다. 황

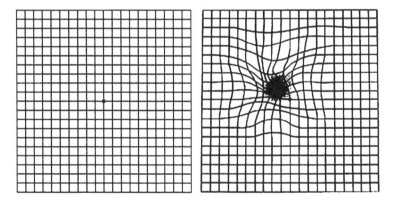

황반변성 자가 테스트 왼쪽과 같은 격자 무늬를 한쪽 눈을 가린 채 30cm 정도 떨어져 중심점을 보았을 때, 오른쪽과 같이 선이 물결 모양으로 휘어져 보이거나 선이 끊어져 보이면 황반변성을 의심해볼 수 있다.

반은 망막의 중심부에 위치한 신경조직이며, 물체의 상이 맺히는 곳이기 때문에 시력에 중요하다. 황반변성은 노화 이외에도 자외선이나 푸른색 가시광선에 의해서도 발생할 수 있다.

황반변성은 건성乾性과 습성濕性 황반변성으로 나뉜다. 습성 황반변성의 경우 신생 혈관의 출혈, 망막박리 등에 의해 시력을 상실할 수 있기 때문에 레이저치료나 유리체 내에 신생혈관 증식을 억제하는 물질을 주사하는 치료를 받아야 한다. 건성 황반변성인 경우 진행을 막기 위해 비타민 A·C·E, 루테인 등의 항산화제를 복용하거나 금연, 혈압관리, 체중관리 등의 생활습관 교정을 해야 한다.

후각저하의 요인

노화에 의한 후각저하

나이가 들수록 후각기능이 감퇴한다. 후각이 저하되면 음식의 냄새를 맡지 못해 식욕이 감퇴하고 삶의 질이 떨어질 수 있다. 하지만 다른 감각들의 변화에 비해 노인에게 미치는 영향이 직접적이지는 않다 보니, 실제로 후각기능이 떨어졌다는 사실을 느끼지 못하는 경우가 많다.

질환에 의한 후각저하

후각기능의 저하는 알츠하이머 치매나 파킨슨병과 같이 퇴행성 뇌질환이 발생하기 이전에 나타날 수 있고, 이들 질환의 진행에 영향을 미친다. 즉, 치매나 파킨슨병의 운동증상이 발생하기 이전에 후각기능 이상이 먼저 나타나기 때문에 질환을 보다 일찍 진단할 수 있다. 알츠하이머 치매의 원인이 되는 베타 아밀로이드β-Amyloid와 파킨슨병의 원인이 되는 알파 시누클레인α-Synuclein이 대뇌나 중뇌뿐 아니라 후각신경에도 침착될 수 있다.

또한 갑자기 후각기능이 저하되는 경우에는 부비동염(축농증)의 가능성이 있어, 기침 등의 증상이 함께 나타났다면 진단을 위해 검사를 시행해야 한다. 후각기능을 평가하기 위해서는 캡슐에 담긴 40가지 물질의 냄새를 구분하는 검사인 UPSIT The University of Pennsylvania Smell Identification Test를 활용하지만, 검사가 복잡하다는 단점이 있다. 인지기능이 떨어진 경우에는 단순히 냄새의 유무는 알 수 있지만, 냄새를 기억하거나 구별하는 능력, 냄새 이름 맞추기 등의 능력은 초기부터 저하되어 있다.

미각저하의 요인

흔히들 나이가 드니 입맛이 떨어지고, 맛을 잘 못 느낀다고 말한다. 실제로 식사량이 많이 줄어든 노인에게 이유를 물어보면 무엇을 먹어도 맛을 제대로 느낄 수 없으니 먹고 싶은 생각이 없다고 한다. 하지만 나이가 든다고 해서 미각세포의 기능이 급격하게 저하되지는 않는다. 나이가 들수록 음식의 맛을 잘 못 느끼는 것은 미각보다는 후각저하의 영향이 크다.

또한 질병을 치료하기 위해 복용하는 약의 부작용이나 침샘분비 능력의 저하로 입마름이 나타나게 되는데, 이것이 나이가 들면서 나타나는 미각변화의 주된 원인이다. 흔히 간과되는 중요한 원인으로 치주질환이 있는데, 치주 염증으로 인해 입마름이나 미각변화가 나타나는 경우가 많기 때문에 치과 치료를 주기적으로 받는 것이 중요하다.

촉각저하의 요인

나이가 들수록 촉각과 진동을 감지하는 감각이 떨어지며, 신경전도속도가 감소한다. 이로 인해 균형을 잡는 데 어려움을 느끼거나 외부압박에 의한 손상에 취약해진다. 또한 손발이 저리고 쥐가 나는 경우도 많이 발생한다. 하지만 이러한 변화는 당뇨병의 합병증, 알코올, 비타민 결핍증, 영양결핍, 악성종양 등에 의해 발생하는 경우가 많다. 따라서 피부감각이 떨어졌거나 손발 저림 등의 증상이 있다면 단지 노화에 따른 현상이라고 생각하기보다는 원인을 찾기 위한 검사를 받아야 한다.

 DR. KIM **늙어도 늙지 않는 비법**

감각기능은 나이가 들수록 감퇴하지만 질병에 의한 증상일 수 있기 때문에 주의해야 합니다. 특히 청력 및 후각의 감퇴는 치매나 우울증 등 노인성질환의 초기증상일 수 있습니다. 불편하다는 생각이 들면 꼭 진료를 받기 바랍니다.

건강한 내 몸을 위한 Q&A

Q 입맛을 전혀 못 느끼고 있습니다. 복용하는 약과 관련이 있다고 하는데 어떤 약인가요?

A 항생제가 대표적으로 입맛을 떨어뜨리거나 금속성 맛을 느끼게 하는 약입니다. 감염성질환으로 항생제를 사용한 이후 나타난 미각변화라면 약이 원인일 수 있지만, 항생제 치료는 정해진 기간을 채우는 것이 중요하기 때문에 임의로 중단해서는 안 됩니다. 그 외에 고혈압약인 베타차단제, 안지오텐신전환효소 억제제, 이뇨제 등이 입맛 변화나 입마름을 유발할 수 있습니다. 항히스타민제, 파킨슨약, 항우울제, 항갑상선제 등도 요인이 될 수 있기 때문에 약의 변경 또는 추가 후 미각변화가 발생했다면 담당의사와 상의해야 합니다.

Q 갑자기 눈앞에 뭔가가 떠다닙니다. 뇌졸중이나 망막에 문제가 생긴 것인가요?

A 비문증飛蚊症일 가능성이 높습니다. 비문증은 눈 속의 유리체가 노화되면서 변성이 일어나고, 변성된 물질들의 그림자가 망막에 비쳐 눈앞에 날파리가 날아다니는 것처럼 보이는 현상입니다. 주로 노화로 인해 나타나지만 간혹 당뇨병, 고혈압에 의한 망막질환이나 유리체출혈, 망막출혈에 의해서도 나타날 수 있어 처음 발생한 경우에는 전문의의 진료를 받아야 합니다.

Q 부모님이 청력이 떨어지셔서 대화를 나누기가 어렵습니다. 어떻게 해야 하나요?

A 청력이 떨어진 노인과 대화를 나눌 때는 아래 내용에 주의하면 도움이 됩니다.

- 보통의 경우보다 약간 크게 말합니다. 하지만 소리를 지르면 깜짝 놀랄 수 있어 주의가 필요합니다. (청력의 역치가 떨어져 있기 때문에 소리를 지르면, 안 들리다가 갑자기 큰 소리가 들리게 됩니다.)
- 말의 속도는 약간 느리게 하고 명확하게 발음합니다.
- 밝은 불빛 아래에서 대화하여 입술이나 몸짓을 파악할 수 있도록 합니다.
- 대화를 시작하기 전에 대화에 필요한 사전 정보를 미리 주어 내용을 짐작할 수 있게 합니다.
- 주위가 시끄러운 곳에서 대화하지 않도록 합니다.
- 대화가 잘되지 않는다고 짜증을 내거나 혼잣말을 하지 않고, 노인을 빼고 대화하는 모습을 보이지 않도록 합니다.

또 넘어질 뻔했는데
괜찮을까?

75세 강하지 씨는 운동을 즐겨 한다. 젊었을 때부터 등산을 좋아하다 보니 주말마다 등반을 다녀 웬만한 산은 다녀보지 않은 곳이 없을 정도이다. 항상 부인보다 저만큼 앞서나갈 정도로 걸음걸이가 빨라, 부인에게 좀 같이 가자는 이야기를 듣고는 하였다. 하지만 언제부터인가 보폭이 짧아지는 것 같더니, 갑자기 방향을 틀면 휘청거리면서 넘어질 뻔한 경험도 몇 번 겪었다. 나이가 들면 걸음걸이도 바뀌게 되는 것인지, 설마 무슨 병이 생긴 것은 아닌지 궁금하다.

올바르게 서서 걸어 다닐 수 있어야
건강한 노년이 보장된다

건강한 노년생활을 누리려면 어떠한 기능을 잘 유지하는 것이 중요할까? 노인환자들을 진료한 경험에서 보면, 노년에는 활기차게 잘 걸어 다닐 수 있는 것이 가장 중요하다. 젊을 때는 운동을 따로 하지 않아도 걸어 다닐 일이 많아 별 문제가 없는데, 노인 중에는 하루 종일 오백 걸음도 걷지 않는 분들이 꽤 있다. 다리가 붓는다며 콩팥이나 심장질환을 의심하고 오는 환자들도 검사를 해보면 질환이 있어서가 아니라 움직이지 않고 하루 종일 앉아 있어서 나타난 증상인 경우가 꽤 많다.

고관절골절이나 근골격계질환으로 움직이지 못하고 침대에 누워서 지내는 노인들은 욕창, 폐렴, 요로감염 등 여러 가지 문제들이 나타난다. 따라서 입원한 노인환자에게는 누워 있지 말고 휠체어, 보행보조기 등을 이용해서 계속 움직이라고 권고한다.

나이가 들면 보행에도 변화가 나타난다. 보행속도가 느려지고 보폭이 짧아지며 상체를 앞쪽으로 숙인 채 걷는 경우가 많다. 또한 보행 중 양발을 모두 땅에 딛는 시간이 길어지며 발을 딛고 들어올리는 힘이 떨어져 발을 끄는 느낌을 받을 수 있다. 이러한 보행의 변화에서 질병을 의심할 만한 이상소견들이 관찰되기도 한다. 최근에는 노화에 따른 보행변화가 노쇠를 평가할 수 있는 유용한 지표라는 사실이 알려지면서 보행을 통해 건강상태를 알아보려는 시도들이 많아지고 있다.

보행속도를 통해 알아보는 기대여명

노인의 건강수준 및 노쇠여부를 손쉽게 알아보는 데 보행속도는 유용한 지표다. 잘 걷기 위해서는 근육량이 충분해야 하고 근력도 좋아야겠지만 심장 및 혈관의 기능, 중추신경계 및 말초신경계, 그리고 감각기능에 문제가 없어야 하기 때문이다.

보행속도를 측정하면 앞으로 남아 있는 기대여명을 예측할 수 있다. 2011년 《미국 의사협회지JAMA·Journal of the American Medical Association》에 발표된 논문에서 3만 4,000명의 65세 이상 노인의 자료를 분석한 결과에 따르면, 75세 남자의 경우 향후 10년 동안 생존할 가능성은 보행속도에 따라 3~4배 정도 차이가 있었다. 또한 단어를 기억하거나 계산을 반복하는 등 다른 작업을 수행하면서 측정한 보행속도가 평상시 보행속도보다 현저하게 느려진다면, 이는 중추신경계와 근골격계를 동시에 사용하는 기능이 떨어져 노쇠했다는 의미이다. 따라서 향후 낙상 및 치매 발생위험도 높다.

나이가 들면 보행속도가 저하되는 이유: 근감소증

노화할수록 보행속도가 저하되는 이유는 노화에 따른 근육의 변화와 관련이 있다. 최근 의료계는 근육량 및 근력의 중요성에 대해서 주목하고 있는데, 특히 근감소증筋減少症에 대해 많은 연구들이 수행되고 있다. 나이가 들수록 감소하는 근육이 신체 운동성에만 영향을 미치는 것이 아니라 흔히 노인성질병이라고 알려져 있는 당뇨병, 심혈관질환, 그리고 암의 발생과 예후와도 관련되어 있다는 사실이 밝혀지고 있어 많은 주목을 받고 있다.

흥미롭게도 근육의 양이 줄어들면서 지방량은 증가하는 '근감소형 비만'이 당뇨병 등의 대사질환에 보다 나쁜 영향을 준다고 한다. 그런데 근육량이 줄어들면 왜 당뇨병의 발생위험이 증가하는 것일까? 당뇨병의 발생에는 인슐린 분비의 감소 또는 인슐린의 효능 저하(인슐린 저항성)가 영향을 미친다. 인슐린은 근육에 작용하여 혈당을 에너지원으로 소모시키게 하기 때문에, 근육량이 감소하면 그만큼 인슐린의 효과가 떨어지고 혈당이 높아져 당뇨병의 발생위험이 높아진다.

근육량 감소는 만성염증에 의해서 나타날 수 있다. 근감소증은 염증이 심한 경우에 흔히 관찰된다. 염증은 심혈관질환이나 암의 발생 또는 불량한 예후와 관련이 있다. 특히 심부전이나 암에 걸린 환자의 근육량이 유지되어 있는 경우 예후가 좋다는 사실들이 밝혀지고 있기 때문에, 만성질환에 취약한 노인들의 경우 근감소증이 발생하지 않도록 근육량을 유지하는 것이 중요하다.

보행이상으로 진단할 수 있는 질환들

파킨슨병

걷는 모습만 관찰해도 진단할 수 있을 정도로 특징적인 걸음걸이를 보인다. 보통 종종걸음과 같이 보폭이 짧은 보행을 하며, 걷기 시작하거나 걷다가 돌아설 때 몸이 갑자기 얼어버리듯이 멈춰서는 보행동결freezing of gait을 보이기도 한다. 또한 걸을 때 양팔의 움직임이 줄어들어 있다. 이러한 증상과 함께 가만히 있을 때 손떨림이 나타나거나 서동徐動(움직임이 느려진 상태) 등의 증상이 동반되면 파킨슨병을 의심해야 한다. 하지만 전두엽장애, 정상뇌압뇌수종 등의 질환이 있는 경우에도 비슷한 보행을 보일 수 있기 때문에 임의로 진단해서는 안 되며 전문의의 진료를 받아야 한다.

뇌혈관질환

뇌혈관질환으로 하지마비가 동반된 경우에는 발을 끌며 돌리듯이 발을 움직이는 회선운동을 하게 되며, 소뇌에 이상이 있는 경우에는 다리를 넓게 벌리고 흔들거리며 걷게 된다.

말초신경손상

말초신경염증, 추간판탈출증, 척추관협착증 등으로 인해 말초신경이 손상된 경우 발목을 굽히지 못해 발이 끌리거나, 발이 끌리지 않도록 발을 높이 들고 걷게 된다. 이 경우 걸음걸이가 불안정해지면서 낙상의 위험이 증가하기 때문에 원인이 되는 질환을 치료하여 보행을 교정해야 한다.

 DR. KIM 늙어도 늙지 않는 비법

보행은 노년의 건강상태를 반영하는 중요한 신체기능입니다. 보행의 변화가 있다면 원인이 되는 질환이 있는지 찾아보고 적절한 치료를 받아야 합니다. 또한 나이가 들면서 생기는 근감소증을 예방하기 위해서는 적절한 근력운동과 단백질섭취 등을 통한 근육량의 유지가 매우 중요하다는 것을 잊지 마시기 바랍니다.

건강한 내 몸을 위한 Q&A

Q 무릎 관절염으로 걷기가 힘듭니다. 어떤 운동을 해야 근육량 감소를 예방할 수 있을까요?

A 관절염이 있는 경우 특히 급성으로 관절의 부종이 있는 경우에는 과도한 운동이 오히려 해로울 수 있습니다. 무릎 관절염의 경우 체중 부하로 인해 통증이 악화될 수 있기 때문에 가능한 체중 부하가 되지 않는 운동이 좋습니다. 예를 들면 수영, 아쿠아로빅, 실내에서 타는 자전거 등의 운동이 무릎의 부담을 줄이면서 운동효과를 기대할 수 있습니다.

Q 집에서 간단하게 보행 기능을 평가할 수 있는 방법이 있을까요?

A 보행능력 및 낙상의 위험을 간편하게 측정할 수 있는 방법으로 '일어나 걸어가기 검사TUG·Timed Up and Go test'가 있습니다. 의자에 앉아 있다가 손을 짚지 않고 일어서서 3미터 걸어간 후 다시 되돌아와 의자에 앉는 데까지 걸리는 시간을 측정하는 방법입니다. 10초 이내에 수행하면 정상이며, 20초 이상이 걸리면 보행에 문제가 있고, 향후 낙상 위험이 있기 때문에 원인을 찾기 위한 추가 검사가 필요합니다.

Q 파킨슨병으로 자주 넘어지고 보행이 어렵습니다. 어떠한 보행도구를 활용하는 것이 좋을까요?

A 혼자서 보행을 하기 어렵거나 반복적인 낙상을 경험했다면 보행에 도움이 되는 보조기기를 사용해야 안전합니다. 보행 보조기기로는 지팡이, 목발, 보행기walker 등이 있습니다. 지팡이는 편측마비로 인해 보행이 어려운 경우 균형을 유지하고 체중을 보조하기 위해 사용합니다. 노인들은 주로 보행기를 사용하는데, 보행기는 바퀴가 없거나, 앞에만 바퀴가 있는 것, 네 바퀴 모두

있는 것으로 나뉩니다. 바퀴가 없는 것은 어느 정도 상체의 근력이 유지되어 보행기를 들어올릴 수 있을 경우 사용하며 체중을 지지할 수 있는 장점이 있습니다. 앞 바퀴만 있는 것은 상체 근력이 약한 경우에도 사용할 수 있어 파킨슨병 환자에게 유용합니다. 네 바퀴 모두 있는 것은 체중을 지지할 필요가 없을 경우 사용하며 균형을 잡는 데 도움을 줍니다. 환자의 상태를 고려한 적절한 보행기를 사용하지 않으면 오히려 낙상의 위험성을 높일 수 있기 때문에 담당의사와 상담하여 적절한 보행기를 선택해야 합니다.

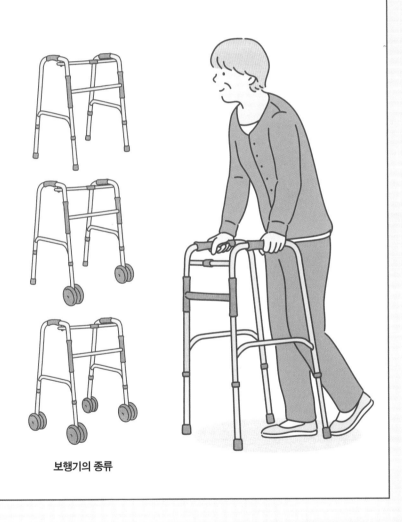

보행기의 종류

자꾸 떨어지는 기력,
좋아지는 방법 없나?

70세 나건장 씨는 최근 들어 부쩍 활력이 떨어지는 듯해서 걱정이 많다. 60대까지는 그래도 건강에는 자신이 있었는데 70대가 되고 나니 왠지 모르게 기운도 떨어지는 것 같다. 예전 같으면 보약이나 몸보신을 위해 보양탕 한 그릇 먹으면 거뜬해졌는데, 아무래도 나이는 속이지 못하는 것 같다. 호르몬치료가 기운 차리는 데 효과가 좋다고 해서 한번 진료를 받아볼까 하는데 혹시 몸에 해롭지는 않은지 궁금하다.

호르몬변화가
노화의 비밀을 푸는 열쇠다

노화를 막으려는 노력은 인류가 태어난 이후 지속되어 왔다. 그러면 현재까지 밝혀진 노화의 발생기전은 무엇일까? 산화스트레스, 유전자 돌연변이, 미토콘드리아 기능이상, 염증 등 여러 가지 기전이 관여하는 것으로 알려져 있지만, 나이가 들어가면서 관찰되는 호르몬분비 및 작용기전의 변화도 노화과정에 중요한 영향을 미치는 것으로 밝혀져 있다. 여성의 경우에는 여성호르몬인 에스트로겐이 폐경 이후 분비되지 않으면서 급격하게 심혈관노화(혈압 상승, 죽상동맥경화 등)가 진행된다. 남성의 경우에도 서서히 남성호르몬인 테스토스테론 농도가 감소하면서 근육량 감소, 근력저하 등이 동반된다. 또한 성장호르몬도 연령이 증가하면서 감소하여 일부 항노화 클리닉에서는 성장호르몬 주사를 사용하기도 한다. 하지만 이러한 호르몬의 변화가 노화의 직접적인 원인인지, 아니면 노화와 동반된 변화인지에 대해서는 아직까지 논란이 있다.

나이가 들수록 증가하는 호르몬과 감소하는 호르몬

대표적으로 성호르몬(에스트로겐, 테스토스테론)은 연령이 증가할수록 감소한다. 여성의 경우 폐경 이후 더 이상 에스트로겐이 분비되지 않는다. 남성의 경우에도 연령이 증가하면서 테스토스테론이 감소하여 갱년기의 원인이 된다. 비록 남성은 여성의 폐경과 같이 급격한 변화가 나타나지는 않지만 활력감퇴, 성욕감퇴, 근육량 감소, 우울증 등의 증상이 나타나기도 한다.

　나이가 들수록 성장호르몬과 인슐린유사성장인자(IGF-1)의 농도도 감소한다. 성장호르몬은 뇌하수체 전엽에서 분비되며, 간에서 뼈와 조직의 성장을 촉진하는 인슐린유사성장인자를 분비하는 주된 역할 외에도 단백질 합성 증가, 근육량 증가, 지방분해 촉진 등 대사기능을 조절하는 역할을 한다. 성장호르몬과 인슐린유사성장인자 농도의 감소는 연령이 증가하면서 관찰되는 근육량의 감소와 관련되어 있다.

멜라토닌은 수면-각성 사이클을 조절하여 수면 유지에 중요한 영향을 미치는 호르몬으로, 연령이 증가할수록 감소한다. 따라서 노년기 불면증 치료에는 멜라토닌 투여가 도움이 될 수 있다.

한편 연령이 증가하면서 염증을 매개하는 물질인 사이토카인 cytokine이 증가한다. 따라서 감염 등 염증을 초래할 만한 원인이 없음에도 불구하고 저농도의 염증이 지속적으로 항진되어 있는 것이 노화의 원인이라는 주장도 있다. 몇몇 연구에서는 항염증제 등을 사용해서 노화와 관련된 변화를 조절하고자 하는 시도를 하고 있지만 아직까지 가시적인 효과를 보여준 성과는 없다.

호르몬 주사요법은 불로장생의 비법일까?

여성호르몬과 남성호르몬 투여는 성호르몬 부족에 의한 증상들을 개선시키지만 심뇌혈관질환의 발생위험을 높이며, 여성의 경우 자궁내막암과 유방암 발생위험을 증가시키고, 남성의 경우 전립 선암 발생위험을 증가시킨다는 연구결과들이 보고된 바 있다. 따라서 최근에는 폐경기 증상을 조절하기 위해 단기간에 걸쳐서 투여하는 것을 추천한다. 성장호르몬과 인슐린유사성장인자도 연령이 증가함에 따라 혈중 농도가 줄어든다. 성장호르몬을 노인에게 투여하면 근육량은 증가되지만, 의미 있는 근력이나 신체기능의 개선을 가져오지는 못하면서 부작용의 발생위험을 증가시키기 때문에 성장호르몬 투여요법은 권장하지 않는다.

호르몬변화는 노화의 원인일까, 아니면 생존을 위한 적응일까?

호르몬의 변화가 노화의 원인이라고 한다면 호르몬변화를 교정했을 때(부족한 경우에는 보충하고, 과다 분비된 경우 억제하는 치료를 했을 때) 노화의 개선이 관찰되어야 한다. 하지만 부족한 성호르몬이나 성장호르몬을 투여했을 때 일부 증상은 개선되지만 여러 가지 부작용이 나타났다. 또한 동물실험에서 성장호르몬과 인슐린유사성장인자의 경로를 유전적으로 차단한 경우, 오히려 노화가 지연되고 수명이 늘어나는 현상을 관찰할 수 있었다.

이러한 결과들은 연령 증가에 따른 호르몬변화가 노화의 원인이라기보다는, 환경변화(노화)에 적절하게 적응하기 위한 과정이라는 사실을 뒷받침한다. 즉 젊었을 때는 생존과 번식을 위해 중요한 성호르몬과 성장호르몬이, 노화된 조직에서는 오히려 암의 발생이나 세포의 성장 및 대사를 항진시켜 부작용이 발생할 수 있기 때문에 방어기전으로 농도가 감소하는 것으로 추측할 수 있다. 따라서 젊을 때에 비해 호르몬이 부족하다고 해서 무분별하게 호르몬을 투여하는 것은 노년기 건강에 도움이 되지 않는다. 군이 호르몬을 사용한다면 꼭 필요한 경우에 국한하여 안전성에 문제가 없는 제한적인 기간 동안 사용하는 것이 좋다.

내분비계의 변화: 노화의 치료제를 찾을 수 있는 새로운 돌파구

개체의 성장과 분화, 대사에 중추적인 역할을 하는 내분비계는 노화의 기전을 밝힐 수 있는 열쇠이다. 달리 말하면 향후에 노화의

속도를 늦추고 궁극적으로 노화를 예방하는 새로운 치료제가 대사과정의 조절을 통해 가능해질 수도 있다는 의미이다. 최근 식이 섭취에 의해 활성화되는 시스템이 노화를 촉진하기 때문에 섭취하는 열량을 줄이는 '식이제한dietary restriction 또는 calorie restriction'을 통해 수명을 연장하고자 하는 연구들이 시도되고 있다. 하지만 수명을 연장하기 위해 삶의 즐거움 중 하나인 식욕을 억제하는 것은 실제로 수행하기도 어렵고, 삶의 질 측면에서 봤을 때도 좋지 않기 때문에 음식을 먹어도 대사과정을 활성화시키지 않는 약을 개발 중이다. 음식을 먹지만, 음식 섭취에 따른 대사활성화는 초래되지 않는 새로운 개념의 노화방지 치료제가 기대된다.

DR. KIM 늙어도 늙지 않는 비법

호르몬변화와 대사과정의 변화는 노화과정에서 흔히 관찰됩니다. 아직까지 호르몬변화가 노화의 직접적인 원인인지, 아니면 노화과정에 동반된 변화인지에 대해 논란이 많습니다. 호르몬 보충치료를 했을 때 합병증의 발생 위험이 증가할 수 있기 때문에 무분별한 사용은 피하는 것이 안전합니다.

건강한 내 몸을 위한 Q&A

Q 활력이 떨어져서 남성호르몬치료를 받고자 합니다. 주의사항이 있나요?

A 남성갱년기는 여성의 폐경과 같이 명확하게 구분되는 시점이 있지는 않습니다. 하지만 연령이 증가할수록 테스토스테론의 농도가 지속적으로 감소하며 활력저하, 우울감, 운동능력저하, 성욕감퇴 및 성기능저하 등의 증상이 발생합니다. 따라서 활기찬 노년생활을 원하는 이들은 테스토스테론 주사를 맞거나 패치 등을 사용하고자 합니다. 하지만 미국 식품의약국FDA에서는 테스토스테론을 사용할 때 중독, 또는 과다사용의 위험이 있으며 심근경색, 뇌졸중, 심부전악화, 간기능 이상 등의 부작용이 발생할 수 있다는 사실에 주의하도록 경고하고 있습니다. 또한 전립선비대가 있거나 전립선암의 발생위험이 높은 환자는 배뇨장애 또는 암발생의 위험이 증가할 수 있기 때문에 호르몬을 사용하기 전에 확인해야 합니다.

Q 갑상선호르몬이 부족해서 약을 복용하고 있습니다. 특별히 불편한 증상이 없는데 중단하면 안 되나요?

A 갑상선 기능저하증이나 갑상선 결절로 인해 갑상선호르몬을 복용하는 노인 환자들이 많습니다. 대부분 용량이 정해지면 자주 병원을 방문할 필요 없이 정해진 용량의 갑상선호르몬제제를 복용하면 됩니다. 고혈압약이나 당뇨병약과 같이 약을 잘 복용하지 않는다고 당장 눈에 띄게 변화가 나타나지 않기 때문에, 가끔씩 약 복용을 잊기도 합니다. 하지만 갑상선호르몬은 우리 몸의 대사를 조절하는 역할을 하기 때문에 갑상선호르몬이 부족해지면 부종, 호흡곤란, 피로감 등의 증상이 발생할 수 있습니다. 또한 빈혈이 생기거나 치매가 나타날 수 있기 때문에 특별한 증상이 없더라도 꾸준히 약을 잘 복용하는 것이 중요합니다.

Q 미국에서 당뇨병 치료제인 메트포민의 항노화 효과를 알아보는 임상시험을 한다고 들었습니다. 왜 당뇨약을 이용해서 노화방지 효과를 알아보고 있는 것인가요?

A 미국에서는 국립노화연구소 지원하에 '메트포민metformin을 이용한 노화방지 연구TAME · Targeting Aging with Metformin'를 진행하려고 합니다. 메트포민은 당뇨병환자에게 가장 우선적으로 사용하는 당뇨병 치료제인데, 이 약을 당뇨가 없는 노인에게도 사용하여 항노화 효과를 기대한다는 것은 언뜻 이해하기 쉽지 않습니다. 메트포민은 에너지 항상성을 유지하는 역할을 하는 AMP-kinase를 활성화하고, 세포의 증식과 대사를 활성화하는 mTOR를 억제하는 것으로 알려져 있습니다. 이러한 기전을 통해 산화스트레스를 감소시키고 노쇠한 세포를 제거하여 노화의 진행을 늦출 수 있다고 합니다. 하지만 아직까지 임상시험 결과가 발표된 것은 아니기 때문에 당뇨병이 없는 분들에게 메트포민을 추천하지는 않습니다.

피부변화,
노화 때문일까?

70세 나동안 씨는 나이보다 젊어 보인다는 말을 많이 들어왔는데, 요즘은 피부가 예전 같지 않다. 전에는 특별히 피부 미용에 신경을 쓰는 편이 아닌데도 주름살도 많지 않고 피부가 좋다는 칭찬을 자주 들었는데 요즘은 부쩍 피부가 건조해지고 주름도 많아졌다. 피부를 깨끗하게 유지하려고 목욕을 자주 할수록 점점 더 피부가 건조해지고 가려움증도 심해지는 것 같다. 또 특별히 다친 적도 없는데, 커다란 멍도 생겨 남들이 볼까 봐 신경이 쓰인다.

피부 변화는
질환 때문일 수 있다

나이보다 어려 보인다는 말을 듣고 싫어하는 사람은 없을 것이다. 실제로 젊어 보이는 사람들이 노화 진행이 더디다는 논문도 발표되었다. 피부는 노화의 정도를 가장 잘 알 수 있는 장기이다. 피부 노화는 나이가 들면서 나타나는 현상이지만, 자외선 노출 등에 의해 더욱 빨리 진행될 수 있는데, 이를 광노화光老化라고 한다.

피부노화의 대표적인 증상으로는 피부탄력 감소, 피부주름 증가, 피부건조증, 흰 머리카락, 피부의 위축萎縮(피부가 쭈그러드는 현상) 등이 있다. 또한 피부의 장벽기능이 저하되고 촉각이 감퇴하여 피부손상이나 화상, 욕창 등에 취약하다. 상처 치유능력도 감퇴하여 상피재생에 보다 오랜 시간이 필요하고, 상처가 잘 아물지 않을 수 있다. 손발톱의 성장속도가 감소하고 손발톱에 종주하는 줄이 뚜렷해질 수 있다. 이와 같은 피부노화는 건성습진, 욕창, 피부감염 등의 피부질환 발생위험을 증가시킨다. 한편 노인의 경우에는 피부의 변화가 노화가 아닌, 질병에 의한 증상인 경우도 많아 주의가 필요하다.

노인에게 흔한 피부질환

건성습진

건조한 피부로 인해 유발된 가려움증으로 자주 긁어 염증과 손상 등이 반복되면 건성습진이 나타난다. 여름보다는 겨울에 흔하며, 이뇨제를 사용하거나 만성 콩팥병이 있는 경우 증상이 악화될 수 있다. 목욕의 횟

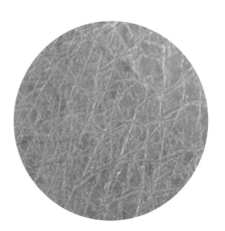

건성습진

수를 줄이고 목욕 후 물기가 마르기 전에 보습제를 충분히 바르는 것이 도움이 된다. 뜨거운 욕탕에 오래 들어가 있거나 목욕타월을 사용해서 때를 미는 것은 악화요인이 될 수 있기 때문에 피해야 한다.

대상포진

수두 병력이 있는 환자에게 면역력이 떨어질 때 발생하는 피부질환이며 심한 통증으로 발병한다. 피부에 발진이나 수포가 보이기 4~5일 전부터 통증과 감각이상이 나타나기 때문에 심장질환, 담낭염, 또는 근골격계 이상으로 잘못 진단되는

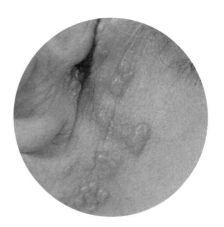

대상포진

경우가 흔하다. 피부발진과 수포가 보이면 진단하는 데에 문제가 없다. 발진이 생긴 후 3일 이내에 항바이러스제를 사용해야 '포진후통증post-herpetic neuralgia'이라는 합병증 발생위험을 낮출 수 있다. 눈 신경을 침범한 경우 실명의 위험이 있기 때문에 코끝에 발진이 있으면 특히 주의해야 한다. 최근에는 대상포진백신이 개발되어 사용 중이며 만성질환을 동반한 노인에게는 예방접종을 추천하고 있다.

노인자색반

손등이나 팔에 나타나는 경계가 명확한 불규칙한 모양의 반상출혈을 말한다. 흔히 아스피린이나 다른 항혈소판제를 복용하는 분들이 약의 부작용이 나타난 것으로 걱정하는 피부병변이다. 하지만 이 병변은 혈관을 지지해주는

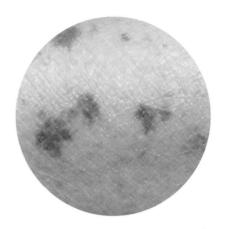

노인자색반

주위조직이 변성되면서 혈관벽이 약해져 발생하는 것으로 미세한 외상으로도 발생할 수 있다. 이러한 피부병변을 보고 혹시라도 뇌출혈이 생길까 우려해서 아스피린 등 기존에 복용하던 약을 중단하는 환자들이 있는데, 아스피린 복용 때문에 발생하는 것은 아니며 오히려 약 중단으로 인해 심근경색이나 뇌졸중이 발생할 수 있기 때문에 임의로 중단하면 위험하다.

지루각화증

흔히 검버섯이라고 알려져 있는 병변이다. 얼굴이나 몸통에서 흔히 관찰되지만 손발바닥에는 생기지 않는다. 증상은 없고 주위와 구별되는 갈색, 또는 흑색의 사마귀 형태이다. 미용적인 목적이 아니면 굳이 치료할 필요가 없지만 간혹 악성종양과 감별하기가 쉽지 않으면 조직검사가 필요할 수 있다. 갑자기 가려움증을 동반

한 지루각화증이 많이 보인다면 위, 대장에 악성종양이 발생한 것일 수 있어 진료를 받아야 한다.

 DR. KIM **늙어도 늙지 않는 비법**

피부는 노화에 의한 변화를 손쉽게 관찰할 수 있는 곳이며, 신체질환을 의심할 수 있는 힌트를 주기도 합니다. 또한 피부건조증과 같이 노화에 따른 변화로 유발되는 가려움증이나 습진 등이 있을 수 있으니 주의해야 합니다. 갑자기 피부변화가 생기고, 병변의 크기나 숫자가 증가하고, 통증이나 출혈 등의 증상이 동반된 경우에는 전문의에게 진료를 보는 것을 추천합니다.

건강한 내 몸을 위한 Q&A

Q 겨울철만 되면 피부색이 파랗게 될 때가 많습니다. 무슨 문제가 있는 것인가요?

A 갑자기 추운 날씨에 노출되면 피부색이 파랗게 또는 하얗게 변하는 경우가 있습니다. 레이노현상^{Raynaud's phenomenon}입니다. 이는 혈액순환의 문제, 즉 혈관수축에 의해 나타나는 현상으로 류마티스질환에 의해 발생할 수 있고, 류마티스질환 없이도 발생할 수 있습니다. 이러한 현상이 지속되는 경우에는 원인이 되는 질환이 있는지 찾아보고 해당 질환을 치료합니다. 특별히 원인이 되는 질환이 없는 경우에는 혈관 확장제, 혈액순환 개선제 등을 사용해 증상을 조절할 수 있습니다. 스트레스를 피하고 금연하는 것이 도움이 됩니다.

Q 피부 노화를 피하려면 자외선 차단제를 써야 하는데 비타민 D 부족을 예방하려면 햇볕을 많이 쬐라고 하네요, 어떻게 해야 하나요?

A 비타민 D는 칼슘의 체내흡수를 촉진하기 때문에 뼈, 근육의 기능을 유지하는 데 중요합니다. 실외활동이 많지 않은 노인의 경우 비타민 D가 부족해질 수 있어서 생선류, 난황, 표고버섯 등 비타민 D가 풍부한 음식을 고르게 섭취해야 합니다. 비타민 D는 팔다리에 자외선차단제를 사용하지 않고 실외에 15~30분 정도만 있는 경우에도 충분한 양이 생성되지만, 피부색이 짙은 경우에는 보다 오랜 시간이 필요합니다. 실내에서 햇볕을 쪼이는 경우, 유리 창문으로 인해 비타민 D 생성에 필요한 자외선 B가 차단되기 때문에 비타민 D가 생성되지 못합니다. 따라서 실외활동이 제한된 노인들은 음식이나 보조제를 통해 비타민 D를 보충해야 합니다.

Q 부모님께서 요양병원에 계시는데 가려움증을 자주 호소하십니다. 피부질환이 있는 것일까요?

A 피부 가려움증은 노인에게 꽤 흔한 증상입니다. 대부분은 피부건조증에 의해 발생하며 특히 겨울철에 증상이 심해집니다. 피부노화에 의한 수분 감소 및 유분 감소가 직접적인 원인입니다. 요양병원, 요양원에 계신 분들은 수분 섭취가 충분하지 못해 증상이 더욱 악화될 수 있습니다. 최근에는 요양시설에 계신 환자들에게서 진드기에 의한 전염성 피부감염질환인 옴이 드물게 발견됩니다. 피부 가려움증이 몹시 심하고, 특히 밤에 가려움증으로 인해 수면장애까지 초래한다면 의심할 수 있습니다. 옴 치료를 위해서는 증상이 있는 부위뿐 아니라 전신에 치료제를 도포해야 하며, 가족 및 접촉한 사람들에게도 치료가 시행되어야 합니다. 침구 및 내의는 치료가 종료된 후 세탁해야 합니다.

2장

질병의 초기증상일까?

: 노년에 잘 걸리는 7대질병 예방법

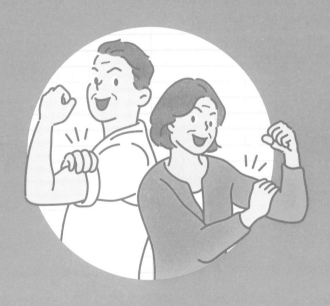

가슴이
뻐근하게 아픈데
괜찮을까?

68세 심마비 씨는 최근 가까운 친구의 부고에 큰 충격을 받았다. 젊었을 때부터 건강에는 자신이 있다고 항상 자랑하던 친구가 갑자기 심근경색으로 사망했다는 것이다. 병원 근처에는 가본 적이 없다고 늘 자랑하듯 떠벌리던 친구인데, 아침에 가슴이 뻐근하다고 하더니 병원에 도착해서 바로 심장마비가 왔다고 한다. 친구의 소식도 충격이지만, 항상 가슴이 뻐근하게 아팠던 자신의 증상도 혹시 심근경색의 전조증상은 아닌지 걱정이다.

심혈관질환도
예방이 가능하다

서구의 경우 사망원인 중 1위는 심혈관질환이다. 심혈관질환은 심장과 주요 혈관에 발생하는 질환으로 고혈압, 협심증, 심근경색, 심부전 등이 있다. 우리나라도 식생활습관이 서구화되고 운동량이 감소하면서 심혈관질환에 의한 의료비 지출 및 사망률이 계속 증가하고 있다. 한 가지 다행스러운 것은, 심혈관질환의 위험인자가 밝혀지고 치료법이 발전됨에 따라 최근 서구에서는 심혈관질환에 의한 사망률이 점차 감소하고 있다는 사실이다.

심혈관질환은 갑작스럽게 발병하고 급사할 수 있는 질환이기 때문에 환자와 가족들에게 커다란 상처를 줄 수 있다. 하지만 심혈관질환도 질병이 발생하거나 악화되기 전 경고 증상이 나타난다. 주된 경고 증상은 흉통인데 통증보다는 답답함에 가까운 증상이다. 가슴 가운데 부위가 뻐근하거나 조이고 쥐어짜는 듯한 느낌이 들면 심혈관질환을 의심해야 한다. 특히 이러한 통증이 안정 시에는 나타나지 않다가, 빨리 걷거나 무거운 것을 들 때 나타난다면 협심증 등의 허혈성 심질환에 의한 흉통일 가능성이 높다. 그러나 가슴이 콕콕 쑤시거나 만지면 아픈 경우, 기침이나 숨을 들이쉴 때만 나타나는 통증은 다른 원인에 의한 흉통일 가능성이 높다. 급성 발병하는 사람, 특히 고령자의 경우 기저 질환을 가지고 있는 경우가 많기 때문에 이러한 경고 증상과 위험요인을 잘 알아차리고 조절한다면 심혈관질환의 급성 발병을 예방할 수 있다.

심혈관질환의 원인

심혈관질환의 가장 중요한 원인은 죽상동맥경화이다. 즉, 기름덩어리인 동맥경화반動脈硬化盤으로 인해 혈관이 좁아지는 현상이다. 죽상동맥경화는 고혈압, 고지혈증, 흡연, 비만, 당뇨병, 운동부족 등에 의해 발생하고, 연령 자체가 위험인자이기 때문에 고령일수록 유병률이 더 높다. 하지만 죽상동맥경화는 혈류를 감소시키는 심각한 협착이 발생하기 전까지는 특별한 증상이 나타나지 않기 때문에 자신의 혈관이 차츰 좁아진다는 사실을 미리 알아차리기는 매우 어렵다. 또한 증상이 나타난 경우에는 이미 혈관의 75퍼센트 정도가 막힌 상태이기 때문에 안타깝게도 혈관을 젊었을 때처럼 되돌리는 것은 어렵다.

죽상동맥경화는 혈관의 위치에 따라 심혈관질환, 뇌혈관질환, 콩팥혈관질환, 말초혈관질환 등을 초래할 수 있으며 보통 한 장기에 심각한 협착이 있다면 다른 장기의 혈관에도 문제가 있을 가능성이 높다. 그래서 심혈관질환이 있었던 사람은 뇌혈관질환이 잘 발생하고 또 그 반대의 경우도 흔하게 관찰된다. 하지만 긍정적으로 생각한다면, 혈관이 건강하면 심혈관질환 및 뇌혈관질환을 모두 예방할 수 있다는 의미이기 때문에 하나의 예방적 조처로 얻을 수 있는 이득이 매우 크다고 할 수 있다.

나이가 들면 모두 죽상동맥경화와 심혈관질환이 생기는 걸까?

아무리 나이가 많다고 해도 위험요인 관리를 잘하면 심혈관질환이 생기지 않을 수 있다. 예전에는 죽상동맥경화와 심혈관질환이 고령자에게서 흔하게 관찰되다 보니, 나이가 들면 무조건 심혈관질환에 걸리는 것으로 생각했던 적도 있다. 하지만 100세 이상 수명을 누리는 초고령자의 경우 죽상동맥경화가 심하지 않고, 위험인자 관리(혈압조절, 당뇨병조절, 고지혈증 치료 등)를 철저하게 한 경우에는 죽상동맥경화의 진행이 억제되거나 일부 개선된다는 사실이 알려졌다.

즉, 혈관의 죽상동맥경화 및 심혈관질환은 노화에 따른 필연적인 결과가 아니며 예방과 치료가 가능한 질환이라는 사실이 확실하게 밝혀졌다. 특히 최근에는 CT, 초음파 등의 검사를 통해 혈관의 죽상동맥경화 유무 및 심한 정도를 증상이 발생하기 전에 알수 있다. 이로 인해 심혈관질환이 생기기 전에 미리 죽상동맥경화를 찾아내어 스타틴, 아스피린 등의 약을 사용해서 예방적 치료를하는 것이 가능해졌고, 이러한 치료를 통해 심혈관질환의 급작스런 발병을 많이 줄였다.

가장 효과적인 죽상동맥경화 및 심혈관질환 예방법

생활습관 교정

생활습관 교정을 통한 예방법은 두 가지가 있다. 첫째는 꾸준한 운동이다. 하루 30분 이상 중등도 강도의 유산소운동을 하면 심혈관질환을 예방할 수 있다. 유산소운동은 충분한 시간을 들이지 않으면 그 효과가 줄어들기 때문에 중등도 강도로 30분 이상 운동을 지속하는 것이 중요하다. 또한 비만인 경우 체중감량을 하면 심혈관질환 예방에 도움이 된다.

둘째, 흡연자일 경우 담배를 끊어야 한다. 흡연은 혈관벽의 손상을 일으켜 죽상동맥경화를 초래하며, 죽상동맥경화반의 파열을 유발해서 심근경색 및 뇌경색 등의 급성혈관폐색의 원인이 되기 때문에 절대적으로 금연을 해야 한다. 고령자 중에는 "20~30년 동안 담배를 피워왔는데, 이제 와서 담배를 끊는다고 효과가 있을까요?"라고 반문하시는 분들이 있다. 금연에 의한 효과는 총 흡연 기간보다는 담배를 끊고 얼마나 지났는가에 더 영향을 받기 때문에 나이가 많아도 금연에 의한 효과는 확실하다(하지만 흡연에 의한 폐질환의 발생은 총 흡연량 및 흡연기간에 더 많은 영향을 받는다).

질환관리

고혈압, 당뇨병, 고지질혈증은 혈관질환의 주요 원인으로 이들 질환을 잘 관리하면 혈관합병증을 예방하고 궁극적으로 심혈관질환, 뇌혈관질환, 말초혈관질환을 예방할 수 있다. 특히 최근 고혈압, 당뇨병, 고지질혈증의 치료제는 이전에 사용하던 약에 비해 효과가 뛰어나고 부작용이 거의 없기 때문에 장기간 복용해도 문제가 없다.

약 사용

심혈관질환 예방을 위해 약을 사용하기도 한다. 최근 서구에서 심혈관질환의 예후가 개선된 데에는 '스타틴'이라는 고지질혈증 치료제가 중요하게 작용했다. 스타틴은 HMG-CoA 환원효소 억제제로서 간에서 콜레스테롤 생성을 억제하여 콜레스테롤 수치를 낮추는 것 외에도 항염증, 항산화, 혈관내피세포 보호 작용을 통해 죽상동맥경화의 진행을 늦출 수 있는 것으로 확인되었다.

혈관질환이 동반된 환자에게는 콜레스테롤 수치가 많이 높지 않아도 스타틴을 사용하는 경우가 있기 때문에 콜레스테롤 수치가 정상범위라고 임의로 약 복용을 중단해서는 안 된다. 흔히들 심혈관질환 및 뇌혈관질환을 예방하기 위해서 아스피린을 복용해야 한다고 알고 있지만, 실제 효과 및 안전성에 있어서는 아스피린보다 스타틴이 더 좋은 약이라고 생각된다. (몇몇 의사들은 병원에서 혈관질환을 예방하기 위한 '보약'이라고 환자들에게 설명하기도 한다.) 하지만 스타틴도 고용량을 장기간 사용하는 경우, 특히 당뇨병의 위험인자가 있는 환자에게는 당뇨병 발생위험을 증가시키고 근육통증을 유발할 수 있다. 따라서 스타틴 복용에 대해서는 담당의사와 상의하고 결정해야 한다.

 DR. KIM **늙어도 늙지 않는 비법**

어제까지도 건강하게 잘 지내던 사람이 다음날 갑자기 사망에 이르게 될 수도 있기 때문에 심혈관질환은 무서운 병이죠. 하지만 위험인자를 관리하고 건강한 생활습관을 유지하면 충분히 예방할 수 있는 질환입니다. 특히 흡연은 심근경색의 발생위험을 높이기 때문에 하루라도 빨리 금연하시기를 추천합니다.

건강한 내 몸을 위한 Q&A

Q 협심증과 심근경색은 어떻게 다른가요?

A 협심증과 심근경색의 원인은 동맥경화로 같지만 발생 과정은 다릅니다. 협심증은 심장근육에 혈류를 공급하는 관상동맥冠狀動脈, coronary artery의 협착이나 경련으로 인해 혈류공급이 감소하거나, 좌심실 비대 등으로 심장의 산소요구량이 증가하는 경우, 심장에 혈액이 제대로 공급되지 못하여 흉통 등의 증상이 나타나는 질환입니다. 주로 안정 시보다는 운동 시에 유발되고, 운동을 멈추면 증상이 호전됩니다.

반면 심근경색은 관상동맥의 완전폐색에 의해 혈류공급이 차단되어 나타나는 현상입니다. 심장근육의 괴사가 진행되기 때문에 진단 및 치료가 늦어질수록 심장근육의 손상이 커집니다. 심근경색의 범위가 큰 경우에는 부정맥 또는 심부전 등의 합병증이 발생하여 급사할 수 있습니다. 심근경색의 경우 흉통이 보다 심하고 오래 지속되며, 휴식하거나 니트로글리세린을 투여해도 호전되지 않기 때문에 빨리 응급실을 방문해야 합니다. 심장근육은 한번 손상되면 회복되지 않고, 심근경색에 의한 심장근육의 손상은 시간이 경과할수록 커지기 때문에 빨리 치료받는 것이 중요합니다. 심근경색이 의심되면 지체하지 말고 가까운 응급실을 찾기 바랍니다.

Q 가슴이 콕콕 쑤시는 경우가 있는데 협심증 증상인가요?

A 아닙니다. 협심증이나 심근허혈에 의한 증상의 경우 통증보다는 답답함에 가까운 불편감입니다. 보통은 "조인다" "쥐어짜는 듯하다"라고 호소하는데 환자마다 조금씩 증상을 표현하는 양상은 다릅니다. 협심증의 가능성이 떨어지는 증상은 "콕콕 쑤신다" "결린다" "만지면 더 아프다" 등입니다. 이 경우는 흉통의 흔한 원인 중 하나인 근골격계 문제일 가능성이 높습니다. 즉, 늑골(갈비뼈)이나 늑간근(갈비 사이 근육)에 염증이 생겨 나타나는 증상일 수

있습니다. 또한 증상이 활동할 때 나타나는 것이 아니라 가만히 쉬고 있을 때, 또는 자려고 누웠을 때만 나타난다면 협심증일 가능성은 낮습니다.

Q 협심증을 진단받고 아스피린을 복용 중입니다. 아스피린을 먹으면 출혈 위험이 증가된다고 하는데 중단해도 되는지요?

A 안 됩니다. 협심증, 심근경색, 뇌경색 등의 병력이 있는 환자의 경우, 아스피린을 복용해야 향후 이들 질환을 예방할 수 있습니다. 물론 아스피린은 위출혈 등의 합병증이 있어 복용에 주의가 필요하기 때문에 심혈관질환이 없는데 단지 예방차원으로 복용하는 것은 추천하지 않습니다. 하지만 심혈관질환을 경험했던 사람은 중단하면 위험합니다. 또한 협심증, 심근경색 환자는 고혈압이 없다고 해도 베타차단제라는 약을 처방받는데, 간혹 약국에서 혈압약이라는 설명을 듣고 고혈압이 없으니 복용하지 않아도 된다고 생각하고 중단하는 경우가 있습니다. 이 경우는 고혈압과 무관하게 협심증의 증상을 조절하고, 심근경색 또는 심부전의 예후를 개선시키기 위해 사용하는 약이니 중단하면 안 됩니다. 그리고 협심증, 심근경색 등 허혈성 심질환 환자의 경우 콜레스테롤 수치와 무관하게 스타틴이라는 약을 사용하게 되는데 이 약 역시 중단하면 안 됩니다. 즉 아스피린, 베타차단제, 스타틴의 경우 복용을 중단하면 심뇌혈관질환의 급성 발병 위험이 증가하기 때문에 의사의 처방 없이 임의로 중단하면 안 된다는 것을 다시 한번 강조합니다.

뇌졸중도
예방할 수 있을까?

68세 나혈전 씨는 지난 달 갑자기 말이 어눌해지고, 걸을 때 균형을 잡기가 힘들어 응급실을 찾았다. 뇌 MRI 검사를 하고 나서 뇌혈관이 막혔다는 진단을 받은 후 약물치료를 받고 퇴원했다. 평소 당뇨병, 고지혈증이 있는 것 말고는 건강에 문제가 없다고 생각했는데, 갑자기 이런 일이 있고 나니 나중에 재발할까 봐 걱정이 된다. 뇌혈관질환을 확실하게 예방할 수 있는 방법이 궁금하다.

뇌혈관질환, 증상을 아는 것이 중요하다

뇌출혈은 한동안 우리나라에서 가장 두려운 질병 중 하나였다. 드라마에서 화가 난 주인공이 갑자기 뒷목을 붙잡고 쓰러질 때의 질환이 뇌출혈이며, 뇌혈관질환(뇌졸중) 중 하나이다. 뇌혈관질환은 뇌에 혈액을 공급하는 혈관이 막히거나 터져서 그 부위의 뇌가 손상되어 나타나는 신경학적 증상 및 증후를 말한다. 혈관이 막혀서 생기는 허혈성 뇌졸중(뇌경색)과 혈관이 터져서 발생하는 출혈성 뇌졸중(뇌출혈)으로 나뉜다. 뇌혈관질환은 혈관의 문제로 인해 발생하는 질환이기 때문에 심혈관질환과 공통된 위험인자(고혈압, 당뇨병, 흡연, 과도한 음주, 운동부족, 비만 등)를 가지며, 심혈관질환을 동반한 환자의 경우 뇌혈관질환의 발생률도 높다.

뇌혈관질환의 원인

뇌혈관질환으로 인한 사망률은 줄어들고 있다. 고혈압, 당뇨병 등의 만성질환의 관리가 이전보다 잘되고 과도한 음주, 흡연 등이 줄어들면서 나타난 결과로 보인다. 특히 출혈성 뇌졸중은 고혈압이 가장 중요한 위험인자이기 때문에 고혈압 조절이 잘되면서 출혈성 뇌졸중이 크게 감소했다. 우리나라의 고혈압 조절률은 2000년 이후 지속적으로 좋아지고 있다. 이는 새로운 약이 개발되어 하루 한 번 복용으로 부작용 없이 혈압을 낮출 수 있게 된 것과 식이습관의 변화, 건강에 대한 관심, 과도한 음주 및 흡연을 줄여나가려는 국가차원의 캠페인 등의 영향으로 보인다.

하지만 이전보다 초고령자가 많아지고 죽상동맥경화 및 심방세동 등의 부정맥에 의한 심혈관질환이 늘어나면서, 혈전 및 색전에 의해 발생하는 허혈성 뇌졸중은 늘고 있다. 치료법이 발전되면서 이전보다 급성뇌졸중에 의한 사망은 감소하고 있지만 질환의 합병증은 계속 문제가 되고, 특히 뇌혈관질환은 혈관성치매의 원인이 되기 때문에 앞으로 큰 문제를 일으킬 것으로 보인다.

뇌혈관질환의 초기증상

혈관질환은 시간이 생명이다. 증상이 생긴 후 '골든타임' 이내에 치료가 시작되면 후유증 없이 회복이 가능하지만, 그 시기를 놓치면 치료가 잘된다고 해도 후유증이 남는다. 뇌혈관질환이 의심되는 초기증상에 대해 알아보겠다.

편측마비

한쪽 뇌혈관에 병변이 생겨 혈액이 공급되지 않으면 그 반대쪽의 팔다리 및 안면이 마비되거나 힘이 빠진다. 양쪽 팔, 다리가 모두 마비되는 느낌이 든다면 뇌혈관질환에 의한 증상은 아닐 가능성이 높다.

감각저하

한쪽 뇌에 이상이 생기면 그 반대쪽의 얼굴, 몸통, 팔다리의 감각에 이상이 생겨 살에 닿는 느낌이나 아픔을 느끼는 감각이 저하되거나 저리고 불쾌한 느낌이 들 수 있다.

두통 및 구토

뇌압이 높아지면 심한 두통과 구토 후 의식장애가 나타날 수 있다. 특히 동맥류가 터져 뇌의 지주막 아래 공간에 출혈이 발생한 경우, 망치로 머리를 세게 맞은 듯한 두통이 갑자기 발생해 의식을 잃기도 한다.

어지럼증

몸의 평형을 담당하는 소뇌小腦와 뇌간腦幹에 혈액공급이 부족해지면 구토와 몸의 균형을 잡지 못하는 증상이 나타날 수 있다. 뇌졸중에 의한 중추성 어지럼증과 내이內耳의 질병에 의한 말초성 어지럼증은 구별하기 힘들 때가 많지만, 뇌졸중에서는 의식장애, 한쪽 팔다리의 마비 및 감각 손실 등 다른 증상들을 동반하는 경우가 많다. 어지럼증, 구토 등의 증상은 말초성 어지럼증에서 더 심할 수 있다.

언어장애

적절한 단어를 선택하지 못하며 다른 사람의 말을 잘 이해하지 못하는 증세가 나타난다. 언어중추가 위치한 좌측 대뇌의 손상으로 발생하며, 우측 반신불수가 동반될 수 있다.

발음장애

언어장애와 달리 말은 할 수 있으나 입술이나 혀가 제대로 움직여지지 않아 발음을 정확하게 하지 못하는 증상이 나타난다.

운동실조증

소뇌 또는 뇌간에 이상이 생겼을 때 움직임이 둔해지고 섬세한 운동을 할 수 없게 된다. 팔다리의 힘은 그대로이지만 비틀거리고 한쪽으로 자꾸 쓰러지려 하거나 물건을 잡을 때 정확하게 잡지 못하고 자꾸 빗나가는 증상을 보인다.

시각장애

눈으로 본 물체는 망막, 시신경, 시각로를 통해 시각을 담당하는 후두엽의 시각중추로 전달되는데, 뇌졸중에 의해 어느 한 부위에라도 장애가 생기면 한쪽 눈의 시력을 잃거나 양쪽 눈의 시력이 저하되는 등의 시각장애 또는 시야결손이 발생한다. 뇌간경색 때 안구를 움직이는 동안신경이 마비되면 하나의 물체가 두 개로 보이는 현상인 복시複視가 나타난다.

연하곤란

뇌간이나 양측 대뇌에 경색이 있을 때 음식을 먹거나 물을 삼키기 힘들어지는 증상인 연하곤란이 나타난다. 이 증상이 발생할 경우 자주 사레가 들려 삼킨 음식물이 기관지로 들어가게 되어 흡인성 폐렴으로까지 이어질 수 있다. 흡인성폐렴은 연하곤란이 발생한 뇌졸중환자에게 흔한 합병증이기 때문에 주의해야 한다.

DR. KIM 늙어도 늙지 않는 비법

뇌혈관질환은 이전보다 많이 감소했지만 아직도 노인의 신체기능 및 인지기능 악화를 초래할 수 있는 무서운 질병입니다. 하지만 철저하게 위험인자를 관리하고 초기증상이 발생했을 때 적절하게 대처하면 질병의 후유증을 최소화할 수 있기 때문에 많은 관심을 가져야 합니다.

건강한 내 몸을 위한 Q&A

Q 심방세동이라는 부정맥으로 진료 중인데 뇌졸중 예방을 위해 항응고제를 복용해야 한다고 합니다. 부작용이 많은 약이라고 하는데 꼭 먹어야 할까요?

A 심방세동은 심장박동이 불규칙하게 뛰는 경우를 말하며, 뇌졸중의 발생위험을 4~5배 증가시킵니다. 특히 연령이 증가할수록 위험이 높아져서 80세 이상의 뇌졸중 환자의 경우 25~30퍼센트 정도가 심방세동과 관련되어 있다고 합니다. 따라서 뇌졸중을 예방하기 위해 항응고치료를 해야 합니다.

하지만 항응고제는 출혈(위장관출혈, 뇌출혈 등)을 유발할 수 있기 때문에 고민해야 합니다. 일반적으로 연령, 고혈압, 심부전, 뇌졸중병력, 당뇨병, 혈관질환 등 뇌졸중 위험요인을 얼마나 동반했는가를 평가하고, 연간 뇌졸중 발생위험이 2퍼센트 이상이면 항응고치료를 추천합니다. 예전에는 항응고제로 와파린Warfarin을 주로 사용했지만, 복용하는 다른 약이나 식사 종류의 영향을 받아 매번 혈액검사를 하고 용량을 조절해야 하는 불편이 있었습니다. 하지만 최근 주로 사용하는 새로운 경구용 항응고제NOAC · New Oral Anti-Coagulant인 다비가트란Dabigatran, 리바록사반Rivaroxaban, 아픽사반Apixaban, 에독사반Edoxaban 등은 혈액검사가 필요 없고, 다른 약이나 음식과의 상호작용이 적다는 장점이 있어 편리하게 사용할 수 있습니다. 특히 심방세동에 의한 뇌경색은 병변이 커서 많은 후유증을 남기기 때문에 항응고치료는 꼭 하는 것이 좋습니다.

Q 동생이 뇌혈관 동맥류가 파열되어 뇌출혈로 고생했습니다. 특별한 증상이 없는데, 저도 미리 뇌 MRI 검사를 받아야 할까요?

A 뇌출혈은 뇌의 혈관이 여러 가지 원인에 의해 파열되면서 발생하는데, 발생 부위에 따라 뇌 안쪽에서의 출혈인 '뇌실질내출혈'과 뇌 바깥쪽에서의 출혈인 '거미막하출혈'로 구분됩니다. 뇌실질내출혈은 뇌세포로 구성된 뇌실질의 혈관이 파열된 것으로 고혈압이 가장 중요한 원인입니다. 거미막하출혈은 뇌를 싸고 있는 거미막과 뇌 사이의 공간에 출혈이 발생하는 것으로 동맥류 파열이 가장 흔한 원인입니다. 동맥류는 혈관벽 일부가 얇거나 약해서, 혈관의 높은 압력으로 인해 서서히 늘어나 확장되어 꽈리모양을 이룬 것입니다. 이러한 동맥류가 갑자기 파열되어 거미막과 뇌 사이에 혈액이 고이는 것을 거미막하출혈이라고 합니다. 동맥류는 죽상동맥경화와는 다른 기전에 의해 발생하며 흡연, 고혈압, 고령, 외상, 감염 등이 위험인자로 알려져 있습니다. 유전적인 경향도 있기 때문에 부모형제 중 두 명 이상이 뇌동맥류가 있었다면 뇌 MRI 검사와 같이 혈관을 이미지화하여 볼 수 있는 뇌 MRA(자기공명혈관조영술) 등의 검사를 받아보는 것이 좋습니다.

Q 뇌혈관질환 치료 중입니다. 앞으로 혈관성치매가 생기게 되나요?

A 다발성 뇌경색, 중요 뇌 부위의 단일 뇌경색, 다발성 열공(매우 작은 뇌경색), 피질하소혈관질환, 여러 형태의 뇌출혈 등이 혈관성치매의 원인이 될 수 있습니다. 혈관성치매는 뇌졸중 이후 갑자기 발생하거나 급격히 상태가 악화되지만, 소혈관들이 점진적으로 좁아지거나 막히는 경우에는 천천히 악화되기도 합니다. 혈관성치매는 원인이 되는 위험인자(고혈압, 당뇨병, 흡연, 심방세동, 이상지혈증 등)를 철저하게 관리하여 뇌혈관질환의 재발을 막음으로써 위험을 낮출 수 있습니다. 뇌혈관질환으로 치료 중이라면 재발을 막기 위한 철저한 관리로 혈관성치매 발생위험을 줄일 수 있습니다.

치매에 걸리면
어떡하지?

82세 이망상 씨의 딸 이피곤 씨는 요즘 하루하루가 몹시 힘들다. 아버지가 원래 꼼꼼하고 빈틈이 없는 성격이긴 했지만, 최근 들어서 그 정도가 점점 더 심해지고 얼마 전부터는 엉뚱한 오해를 하며 자꾸 의심을 하신다. 밖에 외출을 하고 오면 누구를 만났는지, 만나서 무엇을 했는지 꼬치꼬치 캐묻기도 하고, 왜 내 돈을 훔쳐갔냐고 소리를 지르신다. 몇 번이고 알아듣게 말을 해보지만 아무 소용이 없고 계속 똑같은 말만 반복하셔서 아버지를 모시고 병원에 갔더니 치매라는 진단을 받았다. 어떻게 하면 아버지와 잘 생활할 수 있는지, 나중에 치매에 걸리지 않도록 어떤 노력을 할 수 있는지 궁금하다.

치매,
너무 걱정할 필요는 없다

드라마나 영화를 보면 그 시대에 가장 염려하는 질환이 무엇인지를 알 수 있다. 한때 많은 이들의 눈시울을 적셨던 영화 〈러브스토리〉의 여주인공은 백혈병으로 죽는다. 당시로서는 드문 질환이었던 백혈병은 뚜렷한 치료방법이 없었고 치료효과가 좋지 못했기 때문에 비극의 여주인공에 어울리는 질환이었다. 그 이후로는 위암, 폐암, 췌장암 등 예후가 좋지 못한 각종 악성종양으로 진단받는 주인공들의 이야기가 이어졌다. 그런데 최근에는 치매에 걸린 노인들의 이야기가 드물지 않게 나온다. 지금 많은 분들이 가장 걱정하는 질환은 치매임이 틀림없다.

과연 앞으로 치매환자의 수는 계속 늘어날까? 2013년 영국 의학 저널인《란셋The Lancet》에 발표된 논문에 따르면 2011년 영국의 치매환자의 수는 1991년 치매 유병률을 기준으로 추정한 숫자에 비해 24퍼센트 감소했다. 영국 이외의 다른 나라에서도 최근 치매 유병률이 감소하고 있다. 2016년 발표된 〈미국 프레이밍햄 심장 연구the Framingham Heart Study〉에서도 치매의 발생률이 최근 30년 동안 지속적으로 감소했다고 밝혔다. 이러한 결과는 치매도 예방이 가능하고 앞으로 극복할 수 있다는 의미를 담고 있다.

치매 예방법

치매의 발병 위험을 높이는 위험요인은 개인의 노력으로 예방할 수 없는 위험요인과 예방할 수 있는 위험요인으로 나뉜다. 고령, 여성(알츠하이머 치매 위험이 높음), 유전적 특성(ApoE ε4 유전형)은 예방이 불가능한 위험요인으로, 치매는 이러한 특성을 지닌 사람에게서 보다 많이 발생하는 것으로 알려져 있다.

이와 달리 개인의 노력으로 치매를 예방할 수 있는 위험요인이 35퍼센트를 차지하는데, 청력감퇴, 운동부족, 우울증, 비만, 당뇨병, 고혈압 등이 예방 가능한 요인이다. 또한 사회적인 격리도 치매 발병 위험을 높이는 요인으로 알려져 있다. 즉, 청력이 감퇴하거나 사회적인 활동이 줄어 외부로부터 충분한 자극을 받지 못하고 고립되면 인지능력이 점차 감퇴된다. 저학력도 치매의 발병 위험을 높이는 요인 중 하나인데, 만약 젊었을 때 충분한 교육을 받아 인지적 예비능력cognitive reserve(뇌가 손상되어도 보상작용으로 증상이 나타나지 않을 수 있게 하는 능력)이 충분하다면 인지기능 저하에 의한 증상발현이 조금 늦춰지기 때문에 치매 발병 위험을 줄일 수 있다.

따라서 치매의 발병 위험을 높이는 만성질환을 잘 관리하면서 운동, 식이조절, 적극적인 사회활동, 금연, 절주 등을 하면 치매를 효과적으로 예방할 수 있다. 특히 중년 이후에 이러한 생활습관을 철저하게 유지해야 한다. 또한 비록 유전적인 고위험군이라도 건

치매 예방을 위한 9가지 수칙

❶ 청력을 체크하고, 청력보조기구(보청기)를 사용한다.
❷ 계속 새로운 것을 배우려고 노력한다.
❸ 음주, 담배, 카페인 등을 삼간다.
❹ 우울증이 있는지 확인하고, 있다면 치료한다.
❺ 자신에게 맞는 운동을 선택해 꾸준히 운동한다.
❻ 혈압을 측정하고 고혈압을 잘 관리한다.
❼ 사회적 활동을 활발히 한다.
❽ 적정 체중을 유지한다.
❾ 혈당을 체크하고 당뇨병을 잘 조절한다.

강한 생활습관을 유지하면 치매의 발병 위험을 줄일 수 있기 때문에 가족 중에 치매환자가 있는 경우 치매의 예방수칙을 잘 지키는 것이 보다 중요하다.

치매환자 돌보기

치매환자의 보호자들이 가장 힘들어 하는 것은 행동 문제이다. 치매환자들은 스스로 옷을 입거나 목욕 및 식사 등을 스스로 하기 힘들고, 도움을 받아서 일상생활을 유지하는 것도 점점 힘들어진다. 치매 초기에는 환자가 되도록 독립적으로 활동할 수 있도록 도움을 주어야 한다. 치매가 점차 진행되어 환자의 기억력이 감퇴하고 판단력이 흐려지면서 예측 불가능한 행동이 지속된다면 다음의 내용을 숙지하면 도움이 된다.

- 게시판을 만들어 환자의 하루 일과를 기록한다.
- 환자가 길을 잃을 경우에 대비해 전화번호 등 연락처를 써서 환자의 몸에 지니게 한다.
- 집 안에 메모지를 붙여서 전기기구를 반드시 끄도록 주의를 환기한다.
- 목욕 보조기구를 설치하여 쉽게 목욕할 수 있도록 한다.
- 인내심을 기른다. 치매환자는 감정 기복이 심하기 때문이다.
- 환자를 대신 간호해줄 사람이 있다면 몇 시간만이라도 휴식을 취한다.

- 치매환자 보호자 모임에 참가하고 낮에 환자를 돌봐주는 곳을 이용한다.

 DR. KIM **늙어도 늙지 않는 비법**

치매는 환자의 삶의 질에 큰 영향을 미치면서 환자 가족들에게도 돌봄부담이 심한 질환이죠. 하지만 최근 여러 매체에서 치매를 심각하게 다루면서 너무 과도한 걱정을 키운 것은 아닌가 싶습니다. 중년 이후부터 꾸준하게 위험인자를 관리하고 노년의 뇌건강을 유지하기 위한 노력을 계속한다면 충분히 발병 위험을 낮출 수 있는 질환이라는 점, 잊지 마시기 바랍니다.

건강한 내 몸을 위한 Q&A

Q 아버님이 치매로 망상, 배회, 공격성향 등을 보여 집에서 모시기가 어렵습니다. 어떻게 해야 하나요?

A 치매환자의 망상, 우울증, 성격 및 행동의 변화, 환시·환청, 공격성향, 폭력성 등의 이상행동 및 심리증상은 가족 모두를 힘들게 합니다. 특히 행동 및 성격의 변화를 처음 접하는 가족들은 반복적으로 설명하거나 사실이 아니라고 부정하여 환자를 설득하려 하지만, 논리적으로 설명한다고 해도 인지기능이 떨어진 치매환자에게 이해를 기대하기는 어렵습니다. 행동·심리증상을 보이는 환자와 논쟁하는 것은 오히려 보호자만 힘들게 하기 때문에, 이러한 증상에 대해 말로 설득하거나 망상을 부정하고 다투려고 하지 않는 것이 중요합니다. 망상이나 지각장애 등의 정신증상은 약물치료로 조절해야 합니다.

한편 치매환자는 잘 보이지 않고, 잘 들리지 않기 때문에 몹시 불안해하거나 공포감, 초조감을 경험할 수 있습니다. 특히 치매환자들은 주변 환경의 변화에 민감하기 때문에 환경이 바뀌면 그동안 없던 이상행동, 심리증상을 보이기도 합니다. 결론적으로 보호자들은 환자가 가능한 친숙한 환경에서 지낼 수 있게 하고, 과도한 불안이나 걱정을 하지 않도록 안심시켜주고, 감각기능이나 수면 등에 문제가 없도록 관리해주어야 합니다.

하지만 보호자의 상황이 여의치 않거나 오랜 기간 간병 부담으로 인해 고통을 겪는 경우라면 요양시설에 모시는 것을 고려해 보시기 바랍니다. 예전에는 어르신을 요양시설에 모시면 큰 불효를 저지르는 일이라 생각했지만, 환자의 상태에 따라서는 단기간만이라도 전문 요양시설에 입원하여 전문적인 치료 또는 돌봄을 받아야 하는 경우도 있기 때문에 무조건 피할 필요는 없다고 생각합니다.

자주 넘어지는데
혹시 파킨슨병일까?

65세 양서동 씨는 최근 걸음걸이가 느려지고 걷다가 자주 넘어져서 힘들다. 수년 전부터 얼굴과 다리가 붓는 듯하여 병원에서 진료를 보았지만 특별한 원인을 찾지는 못했는데, 얼마 전부터 행동이 느려지고 보행이 어려워지기 시작했다. 그리고 가만히 앉아 있을 때 왼손이 덜덜 떨리는 것을 알게 되었다. 처음에는 피곤해서 그런 것 같다고 생각했는데 차츰 심해져서 혹시 무슨 병에 걸린 것은 아닌지 걱정이 된다.

파킨슨병은 운동능력뿐 아니라, 자율신경 및 삼킴 등에 문제를 일으킬 수 있다

파킨슨병Parkinson's disease은 손발이 떨리고, 몸이 굳고, 행동이 느려지며, 자세가 불안정한 4가지의 특징적인 증상을 보이는 퇴행성뇌질환이다. 왕년에 유명한 권투선수였던 무하마드 알리Muhammad Ali가 앓았던 질환이다. 무표정한 얼굴과 꾸부정한 자세, 불안정한 걸음걸이로 어렵지 않게 질환을 의심할 수 있다.

파킨슨병은 뇌의 흑색질에서 도파민을 분비하는 신경세포가 줄어들어 발생하며, 부족한 도파민을 보충하는 치료를 통해 증상을 개선시킬 수 있다. 최근에는 뇌심부자극술Deep Brain Stimulation이나 줄기세포 치료로 효과를 볼 수 있다는 희망적인 소식도 전해지지만, 아직까지 완치가 쉽지 않은 퇴행성뇌질환이다. 특히 알츠하이머 치매는 병이 진행되면서 기억을 잃어가기 때문에 환자보다는 가족들이 힘든 병이라고 한다면, 파킨슨병은 신체기능과 자율신경계 기능장애로 인해 환자와 보호자가 모두 어려움을 겪는 병이다. 파킨슨병은 기립성저혈압, 배뇨 및 배변 문제, 삼킴장애 및 감각이상 등을 초래할 수 있기 때문에 잘 알지 못하면 불필요하게 여러 진료과를 방문하게 된다.

파킨슨병과 파킨슨증

서동, 강직(몸이 뻣뻣해짐), 떨림, 균형장애·보행장애 등과 같은 파킨슨 증상이 보이면 이를 파킨슨증Parkinsonism이라고 한다. 파킨슨증의 원인은 다양한데 그중 하나가 파킨슨병이다. 파킨슨병은 퇴행성뇌질환으로 뇌의 흑색질에서 도파민을 제대로 생산하지 못해 발생하는 질환이다. 파킨슨병의 원인은 아직까지 명확하게 밝혀져 있지 않지만, 유전적인 요인과 환경적인 요인이 복합적으로 작용한다고 추측한다. 파킨슨병 환자의 약 15퍼센트는 가족력이 있으며, 50세 이전에 발병한 조기 발병환자는 가족력이 있는 경우가 더 흔하다. 그 외 감염, 잘못된 식습관, 흡연, 머리손상 등이 파킨슨병과 관련이 있을 것이라고 추정하고 있다.

한편, 파킨슨병 환자와 유사한 증상을 보이지만 그 원인이 약이나 중금속 등에 의한 경우도 있다. 복용하는 약으로 인해 파킨슨 증상이 나타나는 경우는 원인이 되는 약을 찾아 중단하면 증상이 호전될 수 있다. 이전에 떨림과 서동증으로 병원을 찾은 환자가 파킨슨 증상을 유발하는 메토클로프라미드metoclopramide('멕소롱'이라고 알려진 소화제)를 자주 복용하는 것을 알게 되어 중단하게 한 후 증상이 극적으로 호전된 경우가 있었다. 이와 같이 도파민의 작용을 억제하는 약을 사용하면 파킨슨병의 특징적인 증상이 나타날 수 있고, 파킨슨병으로 잘못 진단되는 경우도 있다. 이외에도 치매로 행동 문제가 있을 때 주로 처방하는 약인 항정신약의 부작용으로도 유사한 증상이 발생할 수 있다. 또한 약은 아니지만, 파킨슨 증상은 망간, 일산화탄소 중독에 의해서도 발생할 수 있다.

파킨슨병과는 달리 진행이 빠르고 초기부터 자율신경계 증상이나 치매 등이 동반되는 파킨슨플러스증후군Parkinson plus syndrome도 파킨슨병과 비슷한 임상양상을 보일 수 있다. 따라서 떨림이나 서동증, 경직 및 자세 불안정 등의 특징적인 증상을 보이는 경우에도 원인에 따라 예후가 많이 다르기 때문에 원인을 찾아 치료를 받아야 한다.

파킨슨병의 임상경과

대부분 파킨슨병은 서서히 증상이 나타난다. 증상이 악화되지 않고 초기의 상태를 유지하는 경우도 있지만, 파킨슨병 자체가 완전히 사라지지는 않는다. 파킨슨병의 진행 정도는 환자마다 차이가 있지만, 대부분의 경우 적절한 치료를 받으면 큰 불편함 없이 일반적인 사회활동을 할 수 있다. 약물치료에도 도파민 신경세포의 변성은 진행되므로 처음에 사용했던 약이 시간이 지나면 효과가 떨어질 수 있다. 따라서 약을 바꾸거나 용량을 증량한다. 파킨슨병이 진행될수록 자율신경계 이상(기립성 저혈압, 배뇨장애, 변비 등), 수면장애, 우울증, 인지기능 저하, 통증 등의 비운동증상non-motor symptom이 나타나는데, 이러한 증상을 파킨슨병과 무관한 새로운 증상으로 생각하고 다른 진료과를 방문하며 고생하는 환자들이 적지 않다.

파킨슨병 환자에게 흔히 나타나는 비운동증상

우울증

우울증은 파킨슨병 환자에게 흔히 동반되는 증상이다. 하지만 파킨슨병으로 인한 무표정이나 생각이 느려지는 현상까지 우울증으로 오인하지 않도록 주의가 필요하다. 파킨슨병의 우울증은 자책이나 죄책감보다는 불쾌감과 슬픔을 더 많이 동반한다. 우울증은 파킨슨병 경과 중 어느 시기에서도 나타날 수 있는데 운동증상이 나타나기 전에도 발생할 수 있다.

치매

치매는 파킨슨병이 8~10년 경과한 후에 나타나는 것으로 알려져 있다. 만일 파킨슨 증상이 나타나고 1년 이내에 치매가 발생한 경우, 파킨슨병이 아닌 비정형 파킨슨증후군과 같은 다른 질환 때문일 수 있다. 파킨슨병을 치료하는 약과 관련하여 정신병 증상이 나타날 수 있다. 환시幻視가 도파민약들의 부작용으로 나타날 수 있는데 이 경우 사람이나 동물과 같은 구체적인 대상을 본다고 느낀다. 이외에도 망상이 나타날 수 있다. 즉, 배우자가 바람을 피운다든지, 주변 사람들이 돈을 훔쳤다든지, 자신을 해친다는 생각을 하기 때문에 보호자들을 매우 힘들게 할 수 있다.

과도한 졸음

파킨슨병의 치료약은 낮에 과도한 졸음을 유발할 수 있다. 또한 폐쇄성 무호흡증을 비롯한 여러 수면장애가 동반되면서 수면의 질이 저하되어 낮에 과도한 졸음을 경험하는 환자들이 많다. 하지불안 증후군Restless leg syndrome은 파킨슨병 환자의 20퍼센트가 경험하는 것으로 알려져 있는데, 잠을 자려고 누워 있을 때 다리에 벌레가 지나가는 듯한 나쁜 느낌이 드는 증상이 특징이다. 일시적으로 다리를 움직이면 이러한 감각은 사라지기 때문에 밤중에 잠을 자지 않고 서성거리게 되어 수면의 질이 떨어지거나 불면증을 겪게 된다. 또한 렘수면 행동장애가 자주 동반된다. 렘수면은 정상적인 수면 단계에서 빠른 안구 운동이 나타나고 근육이 이완되는 상태다. 렘수면 이상이 생기는 경우 꿈을 꾸면서 실제로 울거나 웃거나 혹은 비명을 지르기도 한다. 옆에서 자고 있는 사람을 차거나 주먹을 휘둘러 다치게 하는 경우도 있다.

자율신경계 이상

파킨슨병 환자들이 많이 힘들어하는 증상 중 하나는 자율신경계 이상이다. 자율신경은 우리 몸의 심장, 위장관, 방광, 침샘, 땀샘 등에 분포하고 있으며 스스로의 의지와는 무관하게 기능을 조절하는 역할을 한다. 파킨슨병 환자는 자율신경 이상으로 아래와 같은 다양한 증상이 나타난다.

기립성 저혈압 기립성 저혈압은 일어설 때 혈압이 떨어지면서 어지러움, 실신 등을 경험하는 질환이다. 파킨슨병 환자에게서 기립성 저혈압과 자세불안정은 낙상의 주된 위험요소이므로, 이에 대한 치료가 동반되어야 한다. 특히 고혈압환자도 기립성 저혈압이 같이 나타날 수 있고, 단지 고혈압약을 줄이는 것만으로는 치료가 불충분할 수 있다.

소변 문제 밤에 잠을 자지 못하고 소변을 보러 화장실에 드나드는 경우가 많다. 환자들의 절반 이상이 이러한 불편을 겪으며 질병의 초기부터 나타나는 경우가 많다.

변비 및 연하곤란 연하곤란으로 인해 사레나 기침이 잦고, 이는 흡인성폐렴의 원인이 된다. 변비는 파킨슨병이 있는 환자에게서 매우 흔한데, 위장관의 운동기능이 떨어져 나타나며 치료약의 부작용으로 악화되기도 한다. 충분한 수분과 섬유소를 섭취하여 변비를 예방하고, 장운동을 항진시키는 약을 복용해야 한다.

감각이상 화끈거리거나 저린 느낌이 드는 감각이상이나 통증 등을 호소한다. 감각이상은 운동증상과 무관하게 나타난다. 반면 통증은 운동증상에 비례하여 강도가 세지는 경향이 있으며, 증상이 있는 신체 부위에 주로 나타난다.

성기능장애 성생활의 문제가 초기부터 발생할 수 있으며 발기부전이나 오르가슴을 느끼기 어렵다고 호소하는 경우가 많다.

 DR. KIM **늙어도 늙지 않는 비법**

파킨슨병은 운동장애뿐 아니라 자율신경, 신경정신 등의 증상을 동반하기 때문에 환자의 삶의 질에 많은 영향을 미치죠. 하지만 약물치료가 잘 정립되어 있고, 증상 및 병의 진행 정도에 따른 치료방법이 있기 때문에 꾸준하게 진료를 받는 것이 중요합니다.

건강한 내 몸을 위한 Q&A

Q 초기에 어떤 증상들이 있으면 파킨슨병을 의심할 수 있나요?

A 파킨슨병은 서서히 시작되어 조금씩 진행되기 때문에 언제 병이 시작됐는지 정확하게 알기 어렵습니다. 파킨슨병의 특징적인 증상이 나타나기 수년 전부터 다른 막연한 증상들을 호소하는 환자들이 많습니다. 즉, 계속되는 피곤함, 무력감, 팔다리의 불쾌감, 이상한 기분, 쉽게 화를 냄 등의 증상들이 나타날 수 있습니다. 자세나 걸음걸이가 변하고 얼굴이 무표정해지는 것을 먼저 느낄 수도 있고, 우울증, 소변장애, 수면장애 등의 증상이 나타나기도 합니다. 그 밖에 뒷목이나 허리통증 등이 초기에 나타날 수 있고, 글씨를 쓸 때 글자의 크기가 점점 작아지거나 말할 때 목소리가 작아지는 것을 이유로 병원을 찾기도 합니다. 걸을 때 팔을 덜 흔들고 다리가 끌리는 느낌이 들어 병원을 방문해 파킨슨병을 발견하는 경우도 있습니다.

Q 파킨슨병의 약물치료로 효과를 보지 못하고, 많은 부작용을 경험했습니다. 다른 치료방법은 없을까요?

A 파킨슨병은 약물치료 외에도 수술치료가 시도되기도 합니다. 뇌심부자극술은 뇌의 시상하핵이라는 부위에 전극을 삽입하고, 전극의 다른 쪽 끝을 가슴 피부 아래 심어놓은 건전지에 연결하여 수술하는 방법입니다. 이 수술로 증상을 개선하고, 복용하는 약을 줄일 수 있습니다. 하지만 파킨슨병 환자와 유사한 파킨슨증 환자는 뇌수술에 반응이 없기 때문에 수술 대상에서 제외됩니다. 파킨슨병 환자여도 치매, 환시, 심한 우울증, 뇌변성이나 위축이 심한 경우, 전신 건강 상태가 좋지 않은 경우에는 수술을 받기 어렵습니다. 수술만 받으면 약을 복용하지 않아도 되는 것으로 오해하는 환자도 있는데 수술치료는 약물치료의 한계를 극복하고자 고안된 방법이기 때문에, 수술 후에도 먹던 약의 용량은 줄일 수 있지만 지속적으로 복용해야 합니다.

나이가 많은데 암수술을 해도 괜찮을까?

84세 이종양 씨의 가족들은 최근 큰 고민에 빠졌다. 평소 건강했던 아버지가 얼마 전 혈변을 보여 병원에서 대장내시경검사를 했는데 대장암이라는 진단을 받은 것이다. 아직은 수술할 수 있는 단계라 다행이지만, 아무래도 나이가 많다 보니 수술을 받으면 오히려 더 상태가 나빠질까 봐 걱정이 많다. 아버지는 살 만큼 살았으니 수술은 하지 않겠다고 하는데, 아무래도 자식 된 도리로서 치료를 받게 하지 않으면 후회가 남을 것 같았다. 어떻게 하는 것이 과연 최선인지 누군가 확실하게 알려주었으면 좋겠다.

아무리 나이가 많아도 암은 여전히 문제가 된다

암은 노년층에서 가장 흔한 사망원인 질환이다. 이전에는 암을 진단받는 것이 사망선고와도 같은 의미로 받아들여질 만큼 암환자의 예후가 좋지 못했지만, 최근에는 새로운 치료법이 나오고 치료약도 발전되어 치료결과가 좋아 고혈압이나 당뇨병과 같은 만성질환처럼 잘 관리하면 되는 경우도 있다. 흔히들 나이가 들면 암도 천천히 자라서 고령자는 암 치료를 할 필요가 없다고 생각하지만, 이는 몇몇 암질환에만 해당되는 내용이기 때문에 일반화하면 위험하다. 노인은 체중이 감소하거나 피곤함을 느끼고, 식사량이 줄어드는 현상이 드물지 않기 때문에 노화에 의한 증상이라고 오인하여 적절한 검사를 받지 않고 지내는 경우가 많아 암에 대한 진단이 늦어지기도 한다.

노인환자의 암 발생 원인

암은 세포의 증식과 분화가 조절되지 않고 지속적으로 일어나는 질환이다. 노인환자에게서 암이 흔히 발생하는 이유는 노인은 오랜 기간 발암물질에 노출되어 암 발생의 위험이 높아질 수밖에 없기 때문이다. 또한 연령이 높아질수록 손상된 세포가 축적되기 때문에 암 발생의 위험성이 증가한다. 그 외에도 노인은 발암물질에 의한 DNA 손상을 회복하는 능력과 발암을 억제하는 유전자의 기능이 저하되어 있으며, 돌연변이된 암세포를 공격하여 제거하는 면역 기전이 손상된 상태이기 때문에 암세포가 계속 증식한다. 한편 노화와 암은 산화스트레스, 염증 등 공통된 기전이 관여하기 때문에 노화가 진행될수록 암 발생의 위험성이 증가한다.

노인 암의 치료법

노인 암환자도 조직검사를 통해 암으로 확진되면 수술, 항암치료,

그리고 방사선 치료를 고려해야 한다. 하지만 이러한 암 치료는 수술로 조직을 절제하거나, 항암치료나 방사선 치료를 하는 과정에서 암세포와 함께 정상세포나 조직이 손상되기 때문에 어느 정도의 합병증이 나타날 수밖에 없다. 실제로 노인환자는 항암제로 인한 골수손상이 심하고 회복도 느릴 수 있다. 항암제 투여로 인해 골수 기능이 저하되면 빈혈이 생겨 피로감을 느낄 수 있고, 혈소판이 감소하여 출혈이 나타나거나, 호중구감소로 인해 감염에 취약해진다. 이로 인해 항암제 투여 시기를 연기하거나 투여 용량을 줄이게 되면 항암치료 효과가 줄어들 수밖에 없다. 하지만 노인환자의 상태를 고려하여 적절한 치료방법을 선택하면 치료의 효과를 높이고 합병증의 발생위험을 낮출 수 있기 때문에, 단지 나이가 많다는 이유만으로 치료를 받지 않을 이유는 없다.

또한 수술법이 발전하여 최소침습수술법, 로봇수술법 등이 가능해지고, 효과를 높이고 부작용을 낮추는 양성자치료와 같은 새로운 방사선 치료기법들이 나오고 있기 때문에 환자의 상태와 질환의 특성을 고려해서 충분히 고민한 후 치료방법을 결정해야 한다. 한 가지 강조하고 싶은 것은 이러한 고민을 할 때 환자가 치료의 목적을 명확하게 표현하는 것이 중요하다는 점이다. 완치를 목표로 하는지, 아니면 치료와 관련된 부작용 및 합병증을 피하는 것을 더 중요하게 생각하는지에 따라 치료방법을 다르게 결정할 수도 있다. 완치를 목표로 하면 암조직과 정상조직을 포함한 광범위한 절제가 필요하지만 후유증이 클 수 있다. 따라서 합병증을 줄이려면 부분 절제를 하고 방사선 치료 등을 추가할 수 있지만 추후 재발의 위험성이 높기 때문에 환자의 의견을 반영하여 치료방법을 선택해야 한다.

수술이 고민될 때 활용하는 진단평가법

노인환자의 경우 젊은 사람도 두려워하는 전신 마취를 잘 버텨낼 수 있을지 걱정되고, 수술 후 발생할 수 있는 여러 가지 합병증도 두렵기 때문에 수술 결정에 대해 환자와 보호자의 심리적 부담감은 당연히 클 수밖에 없다. 마찬가지로 노인환자에게 수술을 권유하는 의사들도 고령의 환자인 만큼 수술 결과가 좋을지, 오히려 하지 않는 것보다 못한 결과를 보이는 것은 아닐지 고민이 많다. 이러한 경우 병원에서는 수술 전에 수술위험도에 관한 평가를 한다. 환자의 특성 및 위험요소를 파악하고, 시행하고자 하는 수술의 위험성을 고려한다.

환자 관련요인으로 우선 수술에 문제가 되는 약을 복용하고 있는지 고려한다. 아스피린, 와파린 등 혈액응고에 문제가 되는 약을 복용하고 있는 것은 아닌지 확인한다. 또한 환자가 수술에 필요한 운동능력을 갖추었는지 파악한다. 보통 시속 6.4km 속도로 보행하거나, 계단으로 2~3층 높이를 쉬지 않고 올라가는 운동능력을 가지고 있으면 수술을 진행하는 데 문제가 없다고 평가한다. 마지막으로 고위험의 심뇌혈관질환 여부를 파악한다. 최근 심근경색, 뇌졸중을 경험했다거나 조절되지 않는 심부전, 부정맥, 판막질환, 고혈압 등이 있는 경우 이들 질환을 먼저 치료하고 수술을 진행한다.

　수술 관련요인으로는 우선 수술의 위험성을 고려한다. 고위험 수술로는 심혈관수술, 대동맥수술이 해당하며, 중위험수술은 대부분의 복부수술, 정형외과수술, 전립선수술이 해당된다. 저위험수술로는 내시경시술, 백내장, 유방수술이 있다. 이외에도 수술 시간, 마취방법(전신마취, 척추마취, 부분마취) 등을 고려하여 평가한다.

　노인환자는 이러한 평가 방법 이외에 '노인포괄평가'라는 다면적 도구를 가지고 분석하면 수술과 관련된 예후를 평가하는 데 많은 도움을 받을 수 있다. 이는 의학적 문제뿐만 아니라, 식사나 이동 등의 기본적인 일상생활 수행능력, 치매나 우울 등의 정신 건강 평가, 영양상태에 대한 평가 등을 모두 포함하기 때문에 수술을 염두한 환자에게서 위험도를 정확하게 찾아내고 대비하는 데 많은 도움을 받을 수 있다.

 DR. KIM **늙어도 늙지 않는 비법**

암은 특히나 노인환자에게 치료를 할지 말지, 어떤 치료를 해야 할지 등 끊임없이 고민거리를 주는 질환이죠. 앞서 설명했던 수술위험도에 관한 평가나 노인포괄평가 등의 도구가 결정에 도움이 될 거라 생각합니다. 노년에 생길 수 있는 이러한 상황에 대비해 미리 환자가 원칙을 정한다면 암으로 진단받은 후, 고민하는 과정이 쉬워질 수 있지 않을까 생각됩니다.

건강한 내 몸을 위한 Q&A

Q 노인환자의 암은 진행속도가 느려 치료할 필요가 없다고 하는데 사실인가요?

A 2017년 서울대학교병원 외과학 교실에서 분석한 결과에 따르면, 75세 이상과 75세 미만 환자의 위암 진행속도는 차이가 없었습니다. 흔히 나이가 들면 암세포도 활력이 떨어져서 잘 자라지 않는다는 속설이 있지만, 이는 연령에 따른 차이라기보다는 암종에 따른 차이로 이해하는 것이 좋을 듯합니다. 일반적으로 노인의 경우 상대적으로 예후가 양호하고 서서히 성장하는 암은 유방암, 직장암이고 예후가 더 불량하고 공격적인 생물학적 특성을 보이는 암은 급성백혈병, 소세포폐암, 림프종 등이 있습니다. 또한 갑상선암, 전립선암 등이 일반적으로 진행속도가 느리다고 알려져 있지만, 조직형에 따라서 급속하게 악화되는 경우도 있으며 노인에게서는 오히려 진행이 더 빠르기도 합니다. 결론적으로 단순히 노인의 암은 진행속도가 느리다고 생각하는 것은 잘못된 생각입니다. 이 때문에 치료를 미루는 일은 없어야겠습니다.

Q 암 치료를 고려할 때 염두에 두어야 할 내용은 무엇이 있나요?

A 젊은 환자의 경우에는 암의 해부학적 위치와 병리적 특성, 진행정도stage 등과 환자의 기능적 상태만을 고려해서 치료방침을 결정하면 됩니다. 하지만 노인환자는 동반질환, 기대여명, 치료위험도 및 환자의 선호도 등을 종합적으로 고려한 후에 치료방침을 결정해야 합니다. 이러한 차이가 생기는 이유는 노인 암환자는 암으로 사망하는 경우와 암이 있지만 다른 원인(심근경색 등)으로 사망하는 경우가 다르기 때문입니다. 또한 암이 진행되어 문제가 되는 경우인지, 혹은 암 치료 중에 합병증으로 문제가 되는 경우인지도 구별해야 합니다. 따라서 노인환자가 가진 모든 문제를 종합적으로 파악하고 치료계획을 제대로 수립하기 위해서는 '노인포괄평가'를 통해 환자의 동반질환, 신체 및 인지기능, 복용약, 영양상태, 정서상태 등에 대한 항목을 파악해야 합니다. 이러한 결과를 바탕으로 여러 진료과 의사들이 모여 환자 상태를 상담하고 어떤 치료를 진행할지 논의하는 다학제 진료를 통해 치료방침을 결정하는 것이 이상적입니다.

관절이 안 좋은데 움직이면 더 악화될까?

72세 공튼튼 씨는 팔다리가 쑤시고 아파서 고생하고 있다. 젊었을 때부터 무릎관절이 좋지 않아 자주 붓고 아팠는데 언제부터인가 뒤뚱뒤뚱 걷게 되고 계단을 내려가는 것이 무척이나 힘들어져 밖에 나가는 것도 망설여진다. 주위에서는 수술을 해라, 관절주사를 맞아라, 줄기세포 치료를 하라는 등 말들이 많지만 선뜻 치료를 결정하기가 쉽지 않다.

아프다고 움직이지 않으면 안 된다

사람은 움직여야 살 수 있다. 가만히 누워 있으면 몸의 모든 기능이 감퇴하고 점차 걸어 다니기도 힘들어진다. 만약 노인이 일주일 동안 움직이지 않고 침대에 누워만 있으면 골다공증, 근감소증 등이 급격하게 진행되고 근력과 심폐기능이 저하되어 앉아 있는 일조차 힘들어진다. 노인환자가 뼈와 관절, 그리고 근육의 문제로 인해 통증, 근력저하, 보행장애 등이 생겼을 때 무조건 움직이고 운동하라고 권하지만 환자들이 이를 실제로 실행하기는 쉽지가 않다.

골다공증

골다공증은 뼈의 강도가 약해져 골절에 취약해지는 질환이다. 뼈는 지속적으로 생성과 흡수의 과정을 반복하는데, 생성이 감소하고 흡수가 증가되면 뼈의 양量을 나타내는 골밀도가 감소된다. 또한 뼈의 구조나 무기질 정도 등과 같은 뼈의 질質 변화로 인해 같은 골밀도여도 골절에 취약한 정도가 달라질 수 있다. 65세 이상인 노인여성의 50퍼센트, 노인남성의 20퍼센트가 골다공증에 의한 골절을 경험한다. 노인성 골다공증에 의한 골절은 주로 손목, 대퇴부 고관절과 척추에서 흔히 발생한다. 노인성 골다공증은 노화에 따른 호르몬의 변화, 칼슘 섭취 부족, 운동부족, 국소적인 골형성인자의 장애 등 복합적인 요인으로 발생한다. 나이가 들수록 칼슘을 섭취했을 때 몸에 흡수되는 양이 적어지는데 이는 비타민 D 섭취감소, 일광욕부족, 자외선에 의해 피부에서 생산되는 비타민 D의 감소 및 비타민 D 대사장애 등이 원인이다. 흡연과 과도한 음주는 골다공증의 위험요소이며, 다량의 카페인 섭취도 위험요소라는 보고가 있다. 또한 골다공증은 약에 의해서도 유발될 수 있다. 대표적인 약으로는 글루코코르티코이드(스테로이드 호르몬), 항경련제, 갑상선호르몬, 와파린(항응고제) 등이 있다.

골다공증을 예방하려면 성장기의 골형성을 최대화하고 이후의 골소실을 최소화해야 한다. 즉, 노년에 건강한 뼈를 유지하려면 젊었을 때 많은 투자를 해야 한다. 하지만 젊었을 때 뼈 건강에 관심을 기울이지 못했어도 포기할 필요는 없다. 골다공증이 발생했어도 추가적인 뼈 소실을 줄이고 골절을 예방하기 위해 치료를 하면 된다. 이를 위해서는 적절한 운동과 충분한 칼슘(800~1000mg) 및 비타민 D(800~1000IU) 섭취를 해야 하며 흡연과 지나친 음주는 피해야 한다. 조깅, 줄넘기, 계단 오르기, 걷기 등의 체중부하 운동은 골밀도 감소를 예방하는 데 도움이 되며, 근력과 유연성 운동은 낙상의 위험성을 낮춰준다. 골다공증의 치료제로는 뼈의 양을 증가시키는 골흡수 억제제와 골형성 자극제가 있다. 골흡수 억제제로는 비스포스포네이트, 여성호르몬 또는 선택적 여성호르몬 수용체 조절제, 데노수맙, 칼시토닌 등이 있다. 골흡수 억제제를 사용하면 골량이 유지되거나 골소실이 늦추어진다. 골형성 자극제로는 부갑상선호르몬이 있으나 주사제이며 가격이 비싸다는 단점이 있다.

근감소증

근감소증은 노화에 따라 골격근육이 감소하는 질환을 말한다. 근육의 감소는 주로 사지골격근(팔다리의 골격근육)에서 발생한다. 일부 의사들은 근감소증을 사지골격근 감소와 함께 수반되는 근력 저하를 포함한 개념으로 정의한다. 골다공증 검사와 비슷한 이중

에너지 X선 흡수법DXA·Dual-energy X-ray Absorptiometry을 이용하면 신체의 부분별로 근육량을 측정할 수 있어, 사지의 근육량을 합하면 골격근량을 측정할 수 있다. 근감소증은 최근 노인의 중요한 임상적 문제로 주목받고 있다. 왜냐하면 사지골격근이 감소하면 근력이 저하되어 신체기능을 유지하지 못해 다양한 신체적 장애가 발생할 수 있고, 또한 근육량이 줄고 체지방량이 증가하면 인슐린 저항성을 초래하여 대사증후군과 당뇨병의 발생위험이 높아지기 때문이다.

근감소증을 예방하려면 영양섭취와 적절한 근력운동을 같이 수행해야 한다. 근력운동이 동반되지 않은 영양보충 요법은 근육량 증가 및 근력 향상에 도움이 되지 않는다. 근력운동을 위해서는 스프링, 고무줄, 탄력밴드 등과 같이 탄성력이 있는 도구나 바벨, 아령과 같이 중량을 자유롭게 선택할 수 있는 운동기구를 사용한다. 한편 노인은 식욕부진, 흡수장애 등으로 인해 영양결핍이 발생할 수 있고, 단백질을 불충분하게 섭취하면 근감소증이 악화될 수 있다. 따라서 균형 잡힌 식사가 근감소증을 예방하는 데 매우 중요하다. 일반적으로 하루 단백질 섭취권장량은 0.8g/kg이지만, 70세 이상의 노인 중 40퍼센트가 권장량 이하의 단백질을 섭취하는 것으로 알려졌다. 따라서 단백질을 하루 0.8~1.6g/kg을 섭취하고 류신leucine 등의 필수아미노산을 보충하는 것이 중요하다.

퇴행성 관절염(골관절염)

퇴행성 관절염은 퇴행성 관절질환 혹은 골관절염이라 알려진 질환으로 관절을 보호하는 연골이 손상되거나 퇴행성 변화로 인해 나타나는 질환이다. 흔히 무릎이나 손목 관절의 통증과 부종으로 일상생활에 불편을 겪는 관절질환이다. 골관절염에서 가장 흔하게 초기에 호소하는 증상은 관절 부위의 국소적인 통증이다. 발열이나 전신무력감 등 전신적인 증상은 없는 것이 류마티스 관절염과의 차이점 중 하나이다. 통증은 초기에는 해당 관절을 움직일 때만 심해지다가 병이 진행되면 움직임 여부에 관계없이 지속적으로 나타난다. 관절 운동 범위의 감소, 종창(부종·붓기), 관절 주위를 눌렀을 때 통증이 발생하는 압통이 나타난다. 관절 연골의 소실과 변성에 의해 관절면이 불규칙해지면 관절을 구부렸다 펼 때 뚝뚝 소리가 날 수 있다. 증상들은 일반적으로 서서히 진행되며 간혹 증상이 좋아졌다가 나빠지는 경과를 보이기도 한다. 무릎 관절염의 경우 관절 모양이 변형되면서 걸음걸이의 이상을 보일 수 있으며, 손 관절염의 경우 손가락 끝 마디에 뼈가 자라나는 골극(뼈곁돌기)이 형성되기도 한다. 비만은 체중 부하 관절의 퇴행성 관절염 발생과 밀접한 관련이 있고, 특히 무릎 관절염과 밀접하게 관련이 있어 체중 감량이 중요하다. 또한 지팡이 등의 보조기구를 사용하여 관절에 가해지는 부하를 줄여주는 것도 효과적일 수 있다.

퇴행성 관절염을 예방하거나 치료할 수 있는 약은 아직까지 개발되지 않았다. 그러나 진통 및 소염 작용을 가진 많은 약품들이 처방되고 있다. 비스테로이드성 소염제가 대표적인 약으로 가장 많이 사용되고 있는데 장기 투여 시 소화기 계통 및 심혈관계 부작용이 있을 수 있다. 마약성 진통제는 보다 강력한 진통 작용을 보이지만, 노인환자에게서 변비, 의식저하 등의 부작용을 일으킬 수 있다. 연골의 파괴 방지와 생성에 도움이 된다는 건강보조식품(글루코사민, 황산 콘드로이친 등)이 있으나 아직까지는 논란의 여지가 있다.

 DR. KIM 늙어도 늙지 않는 비법

근육과 관절, 뼈의 건강은 활기찬 노년생활을 위해 중요합니다. 젊었을 때 근골격계 건강을 위해 영양섭취, 운동, 적절한 체중유지 등을 실천하면 좋습니다. 하지만 그렇지 못했더라도 자신의 건강 상태에 맞는 꾸준한 운동과 식이섭취를 통해 악화되는 것을 예방할 수 있습니다.

건강한 내 몸을 위한 Q&A

Q 골다공증으로 칼슘제를 복용하고 있는데, 칼슘제를 복용하면 심혈관질환의 위험이 증가한다는 뉴스를 보고 걱정이 됩니다. 계속 복용해야 할까요?

A 한때 골다공증을 예방하기 위해 칼슘제를 복용하는 것이 유행이었던 적이 있습니다. 하지만 얼마 전부터 칼슘보충제 섭취가 심혈관질환을 유발할 수 있다는 보고가 나오면서 무분별하게 칼슘보충제를 복용하지 않도록 하고 있습니다. 그런데 골흡수를 억제하는 골다공증 치료제를 복용하면 혈중 칼슘과 비타민 D가 부족해지는 현상이 발생할 수 있습니다. 따라서 골다공증 치료를 위해 칼슘과 비타민 D를 복용하는 경우에는 치료가 목적이기 때문에 복용을 중단하면 안 됩니다. 즉, 낙상으로 골절을 경험한 경우, 낙상의 위험이 높은 고위험군, 골다공증으로 진단받은 경우, 비타민 D 결핍이 있는 경우는 칼슘과 비타민 D 추가 보충이 필요합니다. 위의 경우에 해당하지 않는다면 칼슘보충제보다는 칼슘이 많은 식품인 멸치, 뱅어포, 우유, 치즈 등을 통해 칼슘을 섭취하기 바랍니다.

Q 골관절염으로 고생하고 있습니다. 진통제를 복용하고 가끔 관절주사를 맞고 있습니다. 꼭 알아야 할 내용이 있을까요?

A 골관절염 치료는 체중감량, 물리치료, 근력강화, 유산소운동의 비약물치료를 우선적으로 시행하면서 통증이 조절되지 않으면 약물치료를 병행합니다. 경구약은 아세토아미노펜(타이레놀), 비스테로이드항염증제, 마약성 진통제 등이 있습니다. 아세토아미노펜의 경우, 장기간 고용량을 복용하면 간손상을 초래하지만 흔하지는 않고 다른 부작용이 적은 편이라서 우선적으로 사용하고 있습니다. 비스테로이드항염증제는 위장관 출혈, 소화불량, 혈압상승, 심부전악화 등을 유발할 수 있어 특히 심혈관질환, 위장관질환이 있는 경우 조심해서 사용해야 합니다. 이러한 약은 치료제라기보다는 증상완화 및 조절을 위해 사용하는 것이기 때문에 환자의 증상이 심한 정도에 따라 조절해서 먹어도 좋습니다. 관절주사는 글루코코르티코이드(부신피질에서 분비되는 스테로이드 호르몬)를 사용하는데, 3~4개월 간격을 두고 주사하는 것이 안전하고, 당뇨병환자의 경우 혈당 상승을 초래할 수 있기 때문에 주의가 필요합니다.

왜 나이 들면
당뇨병에 더 잘 걸릴까?

70세 노당 씨는 당뇨병을 진단받은 후 혈당을 내리기 위해 20년간 경구혈당강하제를 복용하고 있다. 식사, 간식도 조절하며 열심히 혈당을 관리한 덕분인지, 병원에서도 혈당이 잘 조절되고 있다는 말을 들어왔다. 그런데 몇 주 전 혈액검사를 위해 아침을 거르고 병원에서 진료를 대기하던 중에 갑자기 쓰러졌다. 다행히 뇌졸중은 아니고 저혈당이 원인이었지만 그 이후로도 식사시간이 조금만 지나면 아찔해지고 멍해지는 증상을 경험했다. 평소 당화혈색소는 6.5퍼센트에 잘 맞추어서 엄격하게 조절해왔는데, 이렇게 자주 저혈당이 생기는 것을 보니 다른 문제가 있는 것은 아닌지 걱정스럽다.

저혈당은
노인에게 특히 더 위험하다

중년의 환자들은 심뇌혈관질환과 치매를 가장 걱정한다. 내과질환 중에 심뇌혈관질환과 치매의 발생위험을 증가시키는 만성질환이 있는데, 바로 고혈압과 당뇨병이다. 특히 당뇨병은 고혈당뿐 아니라 저혈당도 위험성을 증가시키기 때문에 환자의 상태에 맞추어서 최적의 치료를 해야 한다. 또한 당뇨병은 노쇠의 위험을 증가시킨다고 알려져 있다. 안타깝게도 식생활습관의 서구화와 운동량 감소로 인해 당뇨병의 발생은 계속해서 늘어나고 있다.

왜 나이가 들수록 당뇨병 발병률이 높아질까?

당뇨병은 혈당 수치를 낮추는 호르몬인 인슐린의 분비가 줄어들거나 인슐린 저항성이 증가하여 발생한다. 즉, 인슐린의 효과가 감소해서 발생한다. 그런데 연령이 증가할수록 인슐린 저항성이 증가하여 인슐린의 효과가 감소하기 때문에 당뇨병의 발생이 증가한다. 노인에게서 인슐린 저항성이 증가하는 이유는 아직까지 완벽하게 규명되지는 않았지만, 노화에 의한 비만, 활동량 저하, 근육량 감소, 부적절한 식사, 동반질환, 약 복용 등과 관련이 있을 것으로 생각된다. 특히 나이가 들면서 체성분의 변화가 나타나는데 지방조직이 증가하고, 근육량이 감소하면 인슐린의 작용효과가 떨어져 당뇨병 발생위험이 증가하는 것으로 알려져 있다.

노인의 당뇨병 치료방법은 젊은 사람들과 다를까?

젊은 환자의 경우 혈당을 낮추어 높은 혈당으로 인한 증상을 없애고, 당뇨병의 합병증을 예방하는 것이 당뇨병 치료의 목표이다. 당뇨병환자는 혈당을 엄격하게 조절해야 망막합병증, 신경합병증 및 콩팥합병증을 잘 예방할 수 있고, 고혈압, 고지혈증 등 당뇨병

환자에게 흔히 동반되는 질환의 치료를 병행해야만 심뇌혈관질환의 발생을 줄일 수 있다고 알려져 있다.

하지만 노인 당뇨병환자들은 합병증을 동반한 경우가 많다. 또한 20～30년 후 발생하는 장기 합병증을 예방하는 것보다는 당장 저혈당이 더 위험할 수 있기 때문에 젊은 환자에 비해서는 혈당을 많이 낮추지 않는 것이 원칙이다. 노쇠한 고령의 환자는 저혈당이 고혈당보다 더 문제가 될 수 있기 때문이다. 건강한 노인인 경우 당화혈색소를 7.5퍼센트 미만으로, 노쇠한 노인인 경우 8.0～8.5퍼센트를 목표로 조절한다. 노인 당뇨병환자는 심뇌혈관질환의 발생위험이 더 높기 때문에 동반된 위험인자에 대한 철저한 관리가 무엇보다 중요하다.

저혈당이 특히 노인환자에게 위험한 이유

저혈당은 심장과 뇌의 기능이 저하된 노인환자에게 심각한 손상을 일으킬 수 있다. 우리 몸은 혈당이 떨어졌을 때 이에 대한 적절한 보상반응으로 혈당을 올려야 하는데, 노인은 저혈당에 적절하게 대응하지 못한다. 또한 인지기능이 저하된 경우, 당뇨약을 제대로 복용하지 못하거나 식사를 불규칙하게 하여 저혈당이 자주 발생할 수 있다. 노인 당뇨병환자의 저혈당 증상은 식은땀, 가슴두근거림 등의 전형적인 교감신경계 반응 없이 신경학적 증상인 불안정, 어지럼증, 말더듬, 시각장애, 의식저하, 실신 등으로 나타날 수 있어 의심하지 않으면 진단하기가 쉽지 않다. 의식저하로 응급실에 내원한 노인환자 중에는 뇌졸중이 아닌 저혈당이 원인인 경우가 드물지 않다. 당뇨병으로 치료 중인 노인환자가 갑자기 이전과 달라진 신경학적 증상을 보일 때는 우선 혈당을 측정해야 한다.

저혈당이 문제가 되는 이유는 치명적인 심장부정맥의 발생위험을 높여 급사 위험이 있기 때문이다. 특히 노인은 골다공증 및 신체기능장애가 동반된 경우가 많아서 저혈당이 발생하면 척추 및 고관절 골절, 뇌손상 등의 부작용 발생위험이 증가한다. 2013년 《뉴 잉글랜드 의학 저널The New England Journal of Medicine》에 발표된 논문에 의하면 당뇨병환자의 경우 높은 혈당뿐 아니라 낮은 혈당을 보이면 향후 치매의 발생위험이 높아진다고 밝혔다. 여러 연구 결과로 알 수 있듯이 저혈당은 치매의 위험을 증가시킬 수 있으므로 고령의 환자, 인지기능 저하의 위험성이 있는 환자들은 특히 저혈당에 주의해야 한다.

DR. KIM 늙어도 늙지 않는 비법

당뇨병은 노인환자의 삶의 질에 큰 영향을 미치는 질환입니다. 노인은 젊은 성인과는 치료 목표가 다르다는 점을 이해하고, 저혈당을 조심하면서 꾸준히 잘 관리하면 합병증을 예방하고 건강한 삶을 유지하는 데 문제가 없을 것입니다.

건강한 내 몸을 위한 Q&A

Q 고혈압으로 오랜 기간 투약했는데 당뇨병이 생겼습니다. 고혈압약을 오래 먹으면 당뇨병이 생기나요?

A 고혈압, 당뇨병, 비만, 대사증후군, 지방간 등은 대부분 생활습관 및 유전적인 소인과 관련이 있습니다. 특히 이들 질환 중 하나를 가지고 있다면 다른 질환이 생길 위험성은 증가합니다. 그런데 고혈압약 중에는 당뇨병의 발생위험을 증가시킬 수 있는 약이 있습니다. 대표적으로 이뇨제와 베타차단제라고 하는 약은 고용량을 장기간 사용하면 당뇨병의 발생위험이 증가합니다. 이런 이유로 당뇨병 전단계(내당능장애 또는 공복혈당장애: 식전혈당 100~125mg/dL 또는 식후혈당 140~199mg/dL), 대사증후군, 비만 등을 동반한 경우에는 이들 약을 조심해야 하는데, 심부전 등의 이유로 꼭 써야만 하는 경우도 있습니다. 또한 콜레스테롤을 낮추기 위해 사용하는 스타틴도 고용량을 장기간 사용하면 혈당을 높일 수 있다고 알려져 있지만, 혈당이 올라가는 위험보다는 심혈관질환을 예방하는 효과가 더 크기 때문에 약을 중단할 필요는 없습니다.

Q 저혈당 증상이 자주 발생합니다. 어떻게 해야 하나요?

A 저혈당은 고령의 당뇨병환자가 식사를 불규칙하게 하거나 경구혈당강하제의 복용법을 제대로 지키지 않을 경우 발생할 수 있습니다. 특히 노인은 음주를 자주 하거나, 동반질환 때문에 식욕이 저하되거나 소화기능이 떨어지면 식사를 거르는 경우가 많아 저혈당이 자주 발생할 수 있습니다. 최근에는 노인환자에게 저혈당의 위험이 낮은 약 위주로 처방하고 있기 때문에 크게 염려할 필요는 없습니다.

저혈당을 예방하기 위해서는 다음의 내용을 참조하기 바랍니다.

- 매끼 적은 양이라도 꼭 음식, 간식을 섭취한다.
- 운동은 식후에 하는 습관을 가진다.
- 당뇨약을 먹었는지 아닌지 확실하지 않으면 그냥 건너뛴다.
- 경미한 저혈당 증상이 생기면 사탕, 주스, 요구르트 등을 먹는다.
- 사탕, 주스, 요구르트 등을 항상 지니고 다니거나 손 닿는 곳에 둔다.
- 공복이 예정된 경우(혈액검사, 내시경검사 등)에는 아침에 당뇨약 복용을 건너뛰거나 식후에 복용한다.

Q 당뇨병이 있으면 아스피린을 꼭 먹어야 하나요?

A 당뇨병은 심혈관질환을 경험한 환자와 비슷한 심뇌혈관질환 위험도를 가지기 때문에 아스피린, 혈압약, 스타틴 등을 사용하여 동반질환 및 위험인자 관리를 철저하게 해야 합니다. 하지만 최근 연구에서는 아스피린에 의한 출혈의 위험성이 있기 때문에 모든 당뇨병환자가 아스피린을 복용할 필요는 없다는 결과가 나오고 있습니다. 하지만 심혈관질환 또는 뇌혈관질환을 경험한 환자라면 반드시 아스피린이나 클로피도그렐과 같은 항혈소판제를 복용해야 합니다.

3장

맨날 운동하는데
왜 아플까?

: 건강한 노년생활을 위한 필수지식

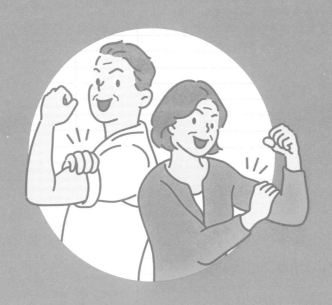

등산은
건강에 좋을까?

66세 등산로 씨는 젊었을 때부터 운동을 좋아했다. 특히 40대부터 등산
의 매력에 푹 빠져 매주 등산 모임에 가고 있다. 앞으로도 등산은 계속할
생각이다. 지금껏 큰 병치레 없이 잘 지내온 것도 열심히 운동을 해왔던
효과라고 믿고 있다. 그런데 얼마 전부터 10분 정도 산을 오르면 숨이
가쁘고 가슴이 답답하다. 아마도 아직 운동이 부족해서 그런가 싶어 다
음주부터는 조금 더 속도를 내서 산을 오르려고 한다.

무조건 운동을 한다고
건강해지는 것은 아니다

건강에 대한 관심이 많은 사람이라면 꾸준하게 하는 운동 한두 가
지는 있을 것이다. 운동이 건강에 미치는 좋은 효과에 대해서는 많
은 결과들이 발표되었다. 운동을 통해 예방할 수 있는 질병으로는
고혈압, 심뇌혈관질환, 당뇨병, 골다공증, 암 등이 있다. 심지어 운
동은 치매 예방에도 효과적이라는 사실이 밝혀졌다.

운동이 건강에 좋다면 운동선수들은 오래 살까? 의외로 우리나라 운동선수들의 평균수명은 다른 직업에 비해 짧다. 한국보건복지학회 학술지 《보건과 복지》(2010년 12월호)에 실린 '10년간 직업별 평균수명' 자료를 보면, 11개 직업군 중 종교인의 평균수명은 82세인 것에 비해 체육인의 평균수명은 69세로, 13세나 적었다. 물론 운동선수들은 은퇴 후 체중이 갑자기 늘거나 음주, 흡연 등 건강에 해로운 생활습관에 빠져 사망률이 높다는 분석결과도 있고, 경쟁으로 인한 엄청난 스트레스가 수명을 단축시킨다고 보기도 한다. 하지만 등산하는 도중에 쓰러지거나 마라톤 대회에서 뛰다가 급사하는 분들을 보면, 열심히 운동을 한다고 해서 항상 결과가 좋은 것은 아닌 듯하다. 심지어 심장질환을 전문으로 하는 동료의사는 환자들에게 "제발 산에 오르시거나, 마라톤은 하지 마세요!"라고 항상 강조한다.

그렇다면 과연 노년기에 운동을 하는 것이 건강에 좋을까? 많은 사람들이 어떤 운동을 얼마나 해야 할지 잘 모르기 때문에 그저 다른 사람들이 하는 대로 산책, 등산, 마라톤, 사이클링을 하곤 한다. 건강한 노년생활을 위한 운동법에 대해 알아보자.

노인에게 맞는 운동법

노인에게도 물론 운동은 필요하다. 운동은 심뇌혈관질환을 예방하고 심폐기능을 향상시키는 데 도움이 되며, 근육 및 골량의 유지 및 스트레스 감소 등에도 효과적이기 때문이다. 그런데 일반적으로 유산소운동만을 운동으로 생각하는 경우가 많다. 그래서 등산도 가고, 자전거도 열심히 탄다. 하지만 건강한 노년을 위해서는 심폐지구력을 향상시키는 유산소운동aerobic exercise, 근력을 향상시키는 저항성운동resistance exercise, 관절의 운동범위를 넓혀주는 유연성운동, 몸의 밸런스를 잡는 균형운동을 모두 해야 한다.

이상적인 운동법은 두 가지 이상의 운동을 포함하여 운동의 빈도와 강도 및 시간 등을 적절하게 배분하여 수행하는 것이다. 특히 노인들은 자신의 건강상태와 운동능력을 고려한 운동량과 목표치를 정하여 이에 맞춘 운동을 해나가는 것이 중요하다.

유산소운동

유산소운동은 운동에 필요한 에너지를 유산소 호흡을 통해 얻는 운동방식으로, 자전거 타기, 수영, 걷기 등이 있다. 유산소운동은 혈압을 낮추는 효과를 내며, 혈관 벽에 남은 콜레스테롤을 청소하는 역할을 하는 고밀도 지단백HDL·High Density Lipoprotein 콜레스테롤을 증가시켜 심뇌혈관질환의 발생위험을 낮춘다. 또한 유산소운동을 지속적으로 하면 비만인 경우 체중감소에도 도움이 된다.

유산소운동은 일주일에 5회 정도, 약간 힘들다고 느낄 정도의 강도로 30분 이상 지속하는 것이 가장 효과적이다. 만약 운동 중에 호흡곤란, 흉통, 어지럼증 등의 증상이 있으면 즉시 운동을 멈추어야 한다. 이러한 증상이 있음에도 운동을 지속하는 것은 위험할 수 있다. 운동 중 증상이 반복적으로 나타나는 경우에는 전문의의 진료를 받아야 한다.

근력운동

근력(저항성)운동은 근력강화 및 근지구력 향상을 위한 운동이다. 근력운동은 노화에 의한 근육량의 감소와 골격근섬유의 변화를 예방할 수 있어 근감소증이나 골다공증에도 효과가 좋다. 근력운동에는 아령 들기, 스쿼트, 벤치프레스 등이 있으나 노인들은 젊은 사람들과 똑같이 수행하기는 어렵다. 아령 또는 탄력밴드 등을 이용하여 가슴, 어깨, 복부, 등, 허리, 엉덩이, 다리, 팔 부위의 운동을 10~15회씩, 2~4세트 반복하는 것이 필요하다. 거동이 불편

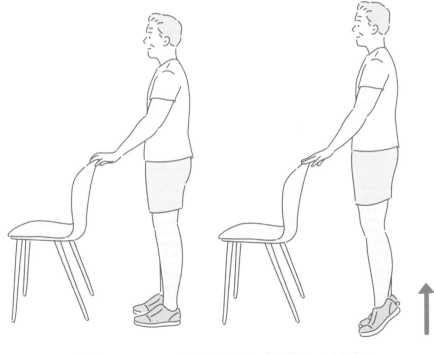

근력운동 선 상태에서 손을 의자에 가볍게 올리고 뒤꿈치를 들고 서서히 내린다.

한 노인이 집에서 쉽게 할 수 있는 근력운동으로는 뒤꿈치 들기가 있다.

운동의 강도는 저항이 클수록 효과가 크지만 다음 날 무리가 가지 않는 정도로 해야 한다. 근력운동은 20~30분씩, 주 2~3회 시행하며, 상체보다는 하체 운동을 강조해서 시행한다. 각 세트 사이에는 1분 정도의 휴식을 취하고, 근력운동을 한 다음날에는 반복해서 운동을 하지 않도록 한다.

저항성운동은 일시적으로 혈압을 올릴 수 있다. 때문에 혈압이 조절되지 않는다면 먼저 고혈압 치료를 하여 혈압을 조절한 후 운동을 해야 한다. 저항성운동은 심장에 부담을 줄 수 있기 때문에 심혈관질환으로 치료 중인 환자는 의료진과 상담한 후 시행하는 것이 안전하다.

유연성운동

유연성운동은 관절의 운동범위를 증가시키는 스트레칭을 말한다. 지구력운동이나 근력운동을 하고 난 후 마무리 운동으로 할 수도 있다. 일주일에 최소한 2회 정도로, 저항이 느껴지거나 약간 불편한 정도까지 신체를 이완시켜 10~30초 동안 유지하도록 한다. 각각의 스트레칭 운동을 3~4회 반복한다.

균형운동

균형운동은 정적 균형운동과 동적 균형운동으로 나뉜다. 정적 균형운동은 주로 한 자리에서 수행하며, 신체 부위가 공중에 떠 있

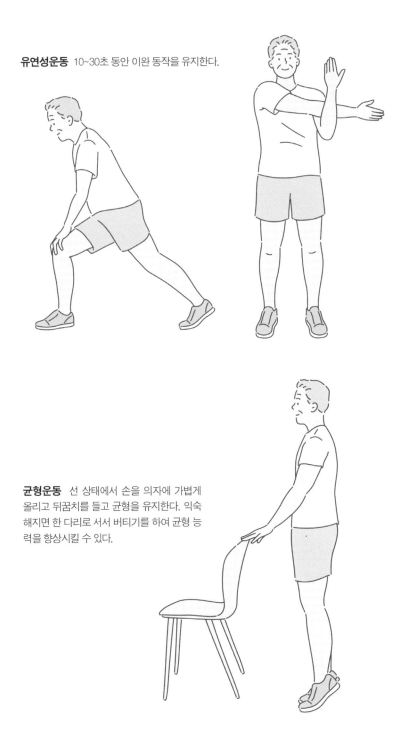

유연성운동 10~30초 동안 이완 동작을 유지한다.

균형운동 선 상태에서 손을 의자에 가볍게 올리고 뒤꿈치를 들고 균형을 유지한다. 익숙해지면 한 다리로 서서 버티기를 하여 균형 능력을 향상시킬 수 있다.

어도 흔들림 없이 균형을 잡는 능력을 키우는 운동이다. 노인이 집에서 쉽게 해볼 수 있는 정적 균형운동으로는 의자를 잡고 한 발로 서기 등이 있다. 동적 균형운동은 신체를 움직이면서 균형을 유지하는 운동으로, 노인에게 적합한 운동으로는 일자로 걷기 등이 있다. 특히 균형운동은 낙상의 위험이 높은 환자에게 효과적이지만 안전에 주의가 필요하며, 낙상이 발생하지 않도록 단계적으로 시행하여야 한다.

운동할 때 주의할 점

나이가 들수록 근섬유가 감소하고, 특히 느린연축근섬유(1형 근섬유)보다는 빠른연축근섬유(2형 근섬유)가 현저하게 감소한다. 즉, 장기간에 걸쳐 근력을 유지할 수 있는 느린연축근섬유보다는 단기간에 순간적인 힘을 내는 데 필요한 빠른연축근섬유가 감소한다는 점을 고려하여 운동을 계획해야 한다. 따라서 젊었을 때와 같이 단기간의 과도한 부하를 이용한 근력운동보다는 운동의 부하와 강도를 낮추고 보다 오랜 기간 동안 운동을 지속하는 것이 도움이 된다.

또한 나이가 들면 운동량이 증가해도 최대 심박수 증가가 뒤따르지 않기 때문에 운동 강도를 갑자기 높이면 호흡곤란이 발생하여 지속하기가 어렵다. 따라서 운동의 강도를 자신의 최대 운동능력의 50~70퍼센트 정도로 낮추고, 30분 이상(50분 이상을 추천)을 지속해야 안전하게 운동할 수 있다.

무조건 운동을 많이 한다고 해서 건강해지는 게 아니라는 것을 이해했나요? 건강한 노년생활을 위해서는 앞서 설명한 유산소, 근력, 유연성, 균형 운동을 모두 포함하여 수행해야 합니다. 단, 무리가 가지 않도록 자신의 운동능력을 고려하기 바랍니다.

건강한 내 몸을 위한 Q&A

Q 운동은 매일 해야 하나요?

A 운동에는 휴식이 필요하며, 특히 근력운동의 경우 일주일에 2~3회 정도만 시행하는 것이 가장 효과적입니다. 운동한 다음날 근육통으로 일상적인 생활이 힘들다면, 운동이 과하다고 생각할 수 있습니다. 일주일에 5일 운동을 계획한다면, 유산소운동을 기본적으로 하면서, 근력, 유연성, 균형운동을 교대로 수행하는 계획을 싸면 됩니다.

Q 당뇨병이 있습니다. 운동할 때 조심해야 하는 점이 있나요?

A 당뇨병으로 경구혈당강하제를 사용하거나, 인슐린 치료 중이라면 반드시 식후에 운동을 해야 합니다. 공복에 운동을 하거나 식사 시간 바로 전에 운동을 하게 되면 저혈당의 위험이 있습니다. 당뇨병환자라면 저혈당이 발생할 위험에 대비해서 사탕이나 초콜릿을 항상 가지고 다니는 것이 안전하고, 주위 사람들에게 당뇨병이 있다는 사실을 알리는 것이 좋습니다.

Q 겨울철에도 운동을 하는 것이 좋을까요?

A 가능하면 겨울철에는 실외활동을 줄이는 것이 좋습니다. 특히 노인들은 추위에 더 취약하기 때문에, 아무리 운동이 건강에 도움이 된다고 하더라도 추운 겨울 날씨에 운동을 하는 것은 위험할 수 있습니다. 실내 자전거나 수영과 같이 가능한 실내에서 할 수 있는 운동을 권하고, 실외활동은 가급적 피하는 것이 안전합니다. 꼭 실외에서 운동하기를 원하면 가능한 추운 아침은 피하고 햇살이 좋고 기온이 조금 올라가는 오후에 하기 바랍니다.

어떤 음식을 먹어야 할까?

66세 장편식 씨는 항상 건강을 생각하면서 음식을 골라 먹고 있다. 콜레스테롤이 높다고 알려진 계란, 새우 등을 거의 먹지 않으며 소고기, 돼지고기 등 붉은색 고기도 암 및 각종 성인병의 원인이라고 해서 피한다. 인스턴트 음식이나 짠 음식도 거의 먹지 않는다. 대신 몸에 좋다고 하는 항산화물질, 파이토케미컬이 많은 컬러푸드, 장수식품 등은 챙겨 먹으려고 노력 중이다. 그런데 얼마 전 심하게 감기 몸살을 앓고 난 후 영 입맛이 없고 계속해서 체중이 줄고, 다리에 힘이 빠지는 것 같다. 병원에 갔더니 전에 없던 빈혈도 생겼다고 하는데 원인은 특별히 나타나지 않는다고 한다. 어떤 음식을 더 챙겨 먹어야 하는지 궁금하다.

잘 살기 위해서는 잘 먹어야 한다

무엇을 먹어야 하는지 묻는 환자들이 많은데, 몸에 좋다는 음식에도 유행이 있는지 비슷한 질문을 듣는다. 최근에는 하나의 색깔을 선명하게 띠는 식품을 일컫는 컬러푸드color food에 관해 질문하는 환자들이 많다. 과일, 채소, 곡류의 색깔에 포함된 파이토케미컬phytochemical이 항균, 항암, 항산화, 면역기능 증가, 노화방지 등에 도움이 된다고 해서 아로니아, 블루베리, 크랜베리, 브로콜리, 케일 등 이름도 낯선 음식들이 주목받고 있다. 반면에 기름진 음식, 육류(특히 붉은색 고기), 짠 음식, 가공육 등은 건강에 해롭기 때문에 절대로 먹어서는 안 된다고 생각하고 피하는 사람들도 보인다. 약을 안 먹고 살 수는 있으나 음식을 먹지 않고 살 수는 없기에 이왕이면 몸에 좋은 음식을 골라 먹어 건강을 유지하고 질병을 예방하고 싶은데, 어떤 음식을 어떻게 먹어야 할까? 건강한 노년생활을 위해 지켜야 하는 식생활 습관 원칙을 소개한다.

골고루 먹기

노인들은 반찬 한두 개, 보통 김치와 같이 식사하는 경우가 많다. 특히 노인들끼리만 살거나 독거하는 경우 이런 식사 패턴이 흔하다. 우리나라 노인들의 영양상태를 평가해보면 전체 열량의 대부분을 탄수화물로부터 섭취하여 단백질 섭취량이 충분하지 않은 경우가 많다. 또한 염분섭취량이 많고 비타민 D 등의 미세영양소의 섭취는 부족한 편이다.

따라서 한국영양학회에서는 식품에 함유된 영양소에 따라 곡류(탄수화물), 고기·생선·달걀·콩류(단백질), 채소류(비타민·무기질·식이섬유소), 과일류(비타민·무기질·식이섬유소·당), 우유·유제품류(칼슘)의 5가지 식품군으로 분류하고, 각 식품군을 골고루 섭취하는 것을 추천하고 있다. 5가지 식품군은 곡류는 매일 2~4회, 고기·생선·달걀·콩류는 매일 3~4회, 채소류는 매끼 2가지 이

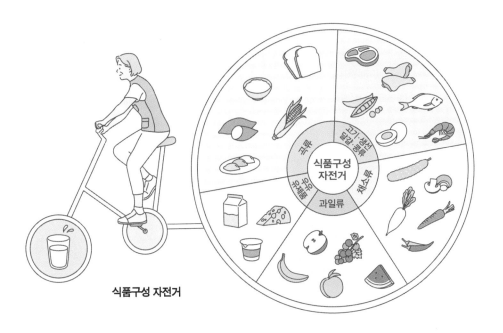

식품구성 자전거

상, 과일류는 매일 1~2개, 우유·유제품류는 매일 1~2잔 정도의 비율로 섭취하면 좋다. 특히 섭취하는 음식의 양이 많지 않은 노인들은 영양소가 결핍되지 않도록 균형 잡힌 식사를 하는 것이 중요하다.

적게 먹기

노화를 예방하는 방법 중 현재까지 가장 각광받는 것은 열량제한 식이법calorie restriction이다. 즉, 하루에 섭취하는 열량을 30퍼센트 정도 감소시킴으로써 당뇨병, 심혈관질환, 치매 등에 해당하는 노인성질환을 예방하는 것이다. 또한 열량제한을 할 때 음식을 줄여 먹지 않더라도, 적게 먹은 것과 비슷한 효과를 나타내는 약을 개발하는 연구도 진행되고 있다.

하지만 음식을 적게 먹을 때 한 가지 염두에 두어야 하는 것은 전체 섭취 열량을 줄인다고 필수 영양소의 결핍이 있어서는 안 된다는 점이다. 즉, 적게 골고루 먹는 것이 중요하고 한 가지 음식만 먹거나, 육류 또는 탄수화물 섭취를 전혀 하지 않는 식사방법은 영양불균형을 초래할 수 있다.

싱겁게 먹기

외국에서 식사를 해보면 한국음식에 비해 무척 짜다고 느껴진다. 하지만 놀랍게도 염분섭취량은 한국인이 서구인의 두 배이다. 그 이유는 한국음식에는 국물이 있기 때문이다. 즉, 국과 찌개가 염분섭취의 주범이다. 흔히 먹는 김치찌개 1인분의 나트륨 함량은 1900mg이고, 된장찌개 1인분에는 2000mg의 나트륨이 포함되어 있다. 세계보건기구WHO에서 권장하는 일일 나트륨 섭취량이 2000mg이니 이들 찌개 국물을 먹으면 하루 권장량을 섭취하게 된다.

특히 매끼 국물이 있어야 식사를 하는 노인들은 젊은이들에 비해 염분섭취량이 많아 문제이다. 왜냐하면 염분섭취에 따른 혈압 증가(이를 염분 감수성salt-sensitivity이라고 한다)가 노인의 경우 더 두드러지기 때문이다. 무슨 말인가 하면, 짜게 먹는다고 모든 사람의 혈압이 다 상승하는 것은 아니고 염분 감수성이 높은 일부 사람들만 혈압이 올라가는데, 이러한 현상이 나이가 들수록 더욱 많이 관찰된다. 그러면 어떤 분들은 '염분 감수성이 높은지 확인해보고, 그렇지 않다면 짜게 먹어도 되는 것 아닌가' 하고 생각할 수도 있다. 하지만 이를 알아보는 방법이 무척이나 복잡하고 짜게먹어서 건강에 이로운 것이 없으니 싱겁게 먹는 것을 권장한다. 그리고 짜게 먹으면 심뇌혈관질환에 나쁜 영향을 미칠 뿐 아니라암, 특히 위암이 발생할 위험도 증가하기 때문에 싱겁게 먹는 것이 좋다. 저염식을 지키기 위한 간단한 방법은 국물을 마시지 않기, 간을 추가로 더하지 않기, 젓갈이나 장아찌 등의 염장식품 줄이기 등이 있다.

단백질 섭취 충분히 하기

노인의 경우 단백질을 합성하는 능력이 저하되어 있기 때문에 단백질의 섭취 요구량이 증가된다. 단백질 섭취량의 감소는 근육이감소하는 증상인 '근감소증'의 원인이 되기도 한다. 따라서 노인은하루에 체중 1kg당 1.0~1.2g의 단백질 섭취를 해야 하며, 영양불량 또는 급성만성질환이 동반된 경우에는 체중 1kg당 1.2~1.5g까지 단백질 섭취를 늘려야 한다. 보통 100g당 단백질 함량은 소고기·돼지고기·닭고기의 경우 20~25g 정도이며 계란 흰자·두부는 약 10g, 우유는 약 3g이다.

또한 필수아미노산을 섭취하는 것이 중요하며, 특히 류신의 함량이 높은 단백질을 섭취하는 것이 근육생성에 보다 효과적이다.

따라서 육류, 가금류, 생선, 유제품 등의 섭취가 도움이 된다. 한편 단백질 식이에 있어 중요한 점은 매 식사 때마다 최소 요구량 이상의 단백질 섭취가 이루어져야 한다는 것이다. 아침에 간단하게 채소 위주의 식사만을 할 경우 단백질 섭취가 부족하게 되어 근육량 감소를 초래할 수 있다.

DR. KIM 늙어도 늙지 않는 비법

건강한 노년생활을 위한 특별한 영양비법은 따로 없습니다. 단지 골고루, 적게, 싱겁게, 그리고 육식을 포함해 단백질을 충분히 섭취하는 것이 중요합니다. 건강을 생각한다고 유행하는 식단을 따르며 한 가지 음식만 먹거나 육류 및 탄수화물을 전혀 섭취하지 않으면 오히려 건강을 해칠 수 있다는 점을 꼭 기억하시기 바랍니다.

건강한 내 몸을 위한 Q&A

Q 지중해식단이란 무엇인가요?

A 지중해식단 Mediterranean Diet은 채소, 과일, 견과류, 올리브오일 등을 중심으로 먹고, 해산물, 유제품, 포도주 등을 적당하게 섭취하지만, 육류(특히 쇠고기, 돼지고기 등의 붉은색 고기) 및 가공육의 섭취를 줄인 식단입니다. 심혈관질환, 당뇨병, 암, 치매의 발생을 줄이는 것으로 알려져 있는 건강식단입니다. 2018년《미국 노인병 학회지JAGS · Journal of American Geriatrics Society》에 발표된 논문에 따르면, 지중해식단을 충실히 따른 경우, 노쇠의 발생위험이 38퍼센트 감소했습니다. 즉, 지중해식단은 질병예방뿐 아니라 노쇠예방에도 효과적입니다. 하지만 우리나라 식단과는 차이가 있기 때문에 실제로 적용하는 것은 매우 어렵다고 생각합니다.

Q 병원에서 철분결핍 빈혈이 있다고 철분제를 처방받았습니다. 어떻게 식사를 하면 도움이 될까요?

A 노인환자 중에 철분결핍 빈혈이 동반된 경우가 드물지 않습니다. 위장관질환이 있어 출혈이 있는 경우도 있지만 철분섭취가 불충분하거나 흡수가 잘되지 않는 경우, 만성질환으로 인해서 발생하는 경우 등 다양한 원인이 있습니다. 이 경우 철분섭취를 위해 쇠고기, 닭고기 등 동물성 단백질 섭취를 충분히 하면서 철분 흡수를 도와주는 비타민 C가 많은 채소와 과일을 섭취해야 합니다(철분제를 복용하는 경우, 오렌지주스와 같이 복용하면 더욱 잘 흡수됩니다). 그리고 커피, 녹차 등에 포함된 탄닌 성분이 철 흡수를 저해할 수 있어 식사 1시간 이내에는 피하는 것이 좋습니다.

Q 아버님이 퇴원 후 집에 오셨는데, 입맛이 없다면서 잘 안 드십니다. 영양 공급을 위해 집에서 할 수 있는 방법이 있을까요?

A 입원치료를 받고 퇴원 후 입맛이 잘 돌아오지 않고, 식사량이 늘지 않는 경우가 많습니다. 이 경우 적절한 영양공급이 이뤄지지 않으면 회복이 늦고 새로운 문제가 발생할 수 있기 때문에 회복기에는 영양공급에 신경을 써야 합니다. 식사를 잘 못한다면 특수 영양식품을 통해 적절한 영양공급이 이루어져야 합니다. 현재 시중에는 액상제품과 분말제제 등을 시판하고 있어 구입이 가능합니다. 다양한 맛의 제품이 있기 때문에 기호에 따라 선택하여 불충분한 열량과 단백질 섭취를 보완해야 합니다. 또한 병원에서 식욕을 증진시키는 약을 처방받을 수 있지만, 장기간 사용하면 혈전, 부종, 혈당 상승 등의 부작용이 있고, 암환자가 아닌 경우에는 의료보험이 적용되지 않습니다.

노년에도 건강검진을
받아야 할까?

72세 한소심 씨는 고혈압과 골다공증으로 병원에 치료를 받으러 다니고 있으며 정기적으로 국가에서 시행하는 건강검진을 빠짐없이 받고 있다. 또한 유명 대학병원 건강검진센터에서 시행하는 값비싼 검진도 사비로 받고 있다. 검진센터 직원은 매년 심장 CT, 뇌 MRI, 위·대장 내시경 검사를 받을 필요가 없다고 만류하는데 그 말이 맞는지 궁금하다. 나이가 있다 보니 매년 건강검진을 받는 게 안심이 되는데, 정말 매년 받지 않아도 괜찮을까? 왜 직원이 검사받지 말라고 하는지 모르겠다.

노년에도
건강검진을 받아야 한다

우리나라의 건강검진 자료를 분석해서 외국에 논문을 제출하면, 왜 일반인들이 연구목적이 아닌데 검진을 받는지 궁금해한다. 실제로 선진국에서는 우리나라와 같이 건강검진이 활성화되어 있지는 않다. 특히 우리나라 검진센터와 같이 CT, MRI, PET(양전자방출단층촬영) 등 고가의 진단검사를 시행하는 경우는 거의 없다. 건강검진은 증상이 없는 대상자의 건강상태를 확인하고, 질병을 조기에 발견하고 예방하기 위한 목적으로 수행하는 의학적 검진이다. 그런데 노인은 이미 각종 질환으로 병원에서 진료받는 경우가 많은데, 모든 항목의 건강검진을 받아야 할까?

노인에게 꼭 필요한 필수 검진 항목

건강검진 항목은 연령에 따라 달라져야 한다. 노인의 경우, 노년기에 흔하거나 중요한 질환을 조기에 진단할 수 있는 검사를 받아야 한다. 검진을 해서 일찍 질환을 찾아내도 노인의 건강수준이나 질병치료에 크게 중요하지 않다면 건강검진 항목에 포함될 필요가 없다. 오히려 걱정만 하게 되거나 불필요한 추가 검사나 치료를 유발할 수 있기 때문이다.

세계보건기구에서는 건강에 중요한 영향을 미치는 질환 중에서, 조기에 적절한 방법으로 진단하고 치료할 수 있어 건강검진으로 인한 이득이 손해보다 커서 비용대비 효과가 증명된 항목에 국한하여 국가 건강검진을 시행하는 것을 권고하고 있다. 이러한 면을 고려하면 일반적으로 시행하는 고혈압, 당뇨병, 간질환, 콩팥질환, 고콜레스테롤혈증 등에 대한 건강검진 외에 노인의 경우 낙상위험도, 골다공증, 우울증, 인지기능, 시력, 청력, 약복용 평가 등이 추가되어야 한다. 또한 평균수명이 계속 늘어나고 있기 때문에 국가에서 수행하는 5대 암(위암, 대장암, 간암, 유방암, 자궁경부암) 검진도 노인에게 도움이 된다.

건강검진이 필요할까, 진료가 필요할까?

많은 노인들이 고혈압, 당뇨병, 관절염 등의 질환으로 외래진료를 받는다. 그리고 주기적으로 혈액검사를 하고 있으니 추가로 건강검진을 받을 필요는 없다고 생각한다. 하지만 진료를 위해 받는 혈액검사는 해당 질환에 국한된 검사인 경우가 많다. 즉, 고혈압 때문에 진료를 받는 경우 고혈압으로 인한 장기손상 여부를 파악하고 약 사용에 관한 정보를 얻기 위해 콩팥기능, 혈당, 콜레스테롤 등의 검사는 시행하지만 암검사 등을 받는 것은 아니다. 따라서 진료를 받고 있더라도 국가에서 수행하는 건강검진인 위·대장 내시경검사 등은 받는 것이 좋다.

한편 체중감소, 식욕저하 등의 증상이 새롭게 나타났는데 건강검진센터에서 검사를 받는 분들이 있다. 건강검진은 증상이 나타나기 전에 숨겨진 질병을 찾아내기 위한 것이다. 증상이 나타났다면 해당 증상에 맞는 적절한 검사를 받아야 한다. 안타깝게도 일반적인 건강검진에서 이상이 없다는 결과만을 믿고 증상에 대한 적절한 검사를 받지 않아 병이 많이 진행된 경우가 있다. 증상이 있으면 검진이 아닌 진료를 받아야 한다.

건강검진은 몇 살까지 받아야 할까?

아직까지 몇 살까지 건강검진을 받아야 하는가에 대해서 정해진 원칙은 없다. 건강검진의 목적은 질병의 증상이 나타나기 이전에 미리 진단하여 질병으로 인한 조기 사망을 예방하는 것이다. 하지만 불필요한 진단검사를 초래하면서 질병 조기 진단의 효과가 크지 않다면 굳이 건강검진을 받을 필요가 없다. 또한 질병의 자연 경과를 고려했을 때 기대수명 내에서는 문제를 일으키지 않는다고 하면 일찍 질병을 찾는 검사를 할 이유가 없다. 이러한 이유로 미국 예방서비스 특별팀USPSTF·US Preventive Services Task Force에서는 건강검진의 대상 연령 및 연령 상한선을 아래와 같이 제시한다.

- **고혈압**: 연령 상한선 없음
- **당뇨병**: 40~70세 비만한 성인
- **대장암**: 50~75세 성인(76~85세 노인은 대장암이 진단되면 치료가 가능한 건강상태이거나 특별한 동반질환이 없는 경우 해당)
- **자궁경부암**: 65세 이전까지 검진을 수행한 경우, 65세 이후에는 검진을 추천하지 않음
- **폐암**: 55~80세 흡연자
- **유방암**: 50~74세는 격년으로 유방촬영을 추천하지만, 75세 이후에는 근거가 불충분함
- **전립선암**: 70세 이후에는 전립선 특이항원PSA·Prostate Specific Antigen 검사로 전립선암을 선별검사하는 것은 추천하지 않음

노인에게도 질병의 예방 및 조기 치료를 위한 건강검진이 도움이 됩니다. 하지만 어떠한 검사를 언제까지 할 것인가에 대해서는 담당의료진과 상담이 필요하죠. 꼭 도움이 되는 검진항목만 포함하여 검진할 것을 추천합니다. 불필요한 건강검진은 오히려 하지 않아도 될 걱정거리만 만들거나 고생만 할 수 있습니다.

건강한 내 몸을 위한 Q&A

Q 건강검진이 예정되어 있습니다. 특별히 주의할 내용이 있나요?

A
- 아스피린·항혈소판제·항응고제를 복용하는 경우

  내시경검사 5~7일 전에 복용을 중단해야 합니다. 그렇지 않으면 내시경검사 시 조직검사를 한 후 출혈 합병증의 발생위험이 높습니다.

- 당뇨병이 있는 경우

  당일 금식해야 하기 때문에 평소 복용하던 당뇨병약은 중단하는 것이 안전합니다.

- 조영제를 사용한 CT검사가 예정된 경우

  당뇨병 약 중 메트포민을 검사 2일 전부터 중단해야 안전합니다.

- 대장내시경을 앞두고 대장정결을 준비하는 경우

  대장정결은 대장내시경 전에 약을 복용하여 대장을 깨끗이 비우는 과정입니다. 이때 설사로 인해 수분소실 및 전해질 불균형이 초래될 수 있습니다. 따라서 충분한 물이나 이온음료수와 함께 약을 복용하는 것이 안전합니다.

Q 내시경검사나 CT검사 대신 혈액검사로 모든 암을 진단할 수는 없나요?

A 병원에서 진단과 치료 경과 관찰을 위해 시행하는 종양표지자tumor marker라는 혈액검사 항목이 있습니다. 이 검사는 암이 진단된 환자의 예후를 예측하고, 치료 후 치료효과 평가 및 재발여부를 모니터링 하기 위해 실시합니다. 또한 전립선암을 선별하는 전립선 특이항원, 간암을 선별하는 간암 종양표지자AFP·Alpha-Feto Protein와 같이 조기 진단에 도움이 되는 종양표지자도 있습니다. 그 외에 대장암, 소화기계암, 폐암의 진단을 위한 종양표지자 검사인 CEA, 췌장암 및 담도암 진단을 위한 CA19-9, 난소암 및 자궁암 진단을 위한 CA125 등이 사용됩니다. 하지만 이들 검사는 종양이 없는 정상인에게서도 높게 측정되기도 하고, 암환자임에도 정상범위인 경우가 있습니다. 따라

서 종양표지자 검사는 암을 진단하는 데 도움이 될 수도 있지만 절대적으로 필요한 것은 아닙니다.

Q 건강검진을 하면 CT검사를 많이 해서 방사선에 과다하게 노출된다는 보도를 본 적이 있습니다. 어느 정도 위험한가요?

A 보통 건강검진에 CT, 골다공증 검사, 위장관 조영술, PET 등이 포함될 수 있어 방사선 노출이 어느 정도인지 궁금해하는 이들이 많습니다. 2015년에 국내 건강검진센터에서 수행하는 검진 프로그램 자료를 분석하여 방사선 피폭량을 추정한 연구 결과에 따르면, 방사선 피폭량은 평균 2.49±2.50mSv이었고, 최대 노출량은 14.82±9.55mSv(최대값 40.1 mSv)이었습니다. 보통 자연적으로 연간 3mSv의 방사선에 노출된다고 알려져 있는데, 건강검진을 통해 최대 4배 정도의 방사선에 노출될 가능성이 있는 것입니다. 특히 병원에서 시행하는 검사는 의심되는 질환을 확인하기 위해 시행하지만 건강검진은 특별한 증상이 없는 상태에서 검사를 진행하기 때문에 득보다 실이 큽니다. 따라서 방사선 검사가 많이 포함된 고가의 건강검진을 선택할 때에는 이러한 내용을 다시 한번 고려해야 합니다.

노인도
예방접종이
필요할까?

82세 이주사 씨는 최근 친하게 지내던 친구가 폐렴으로 병원에 입원했다고 하여 병문안을 다녀온 이후로는 마음이 편치 않다. 건강하게 잘 지냈던 친구인데 폐렴으로 중환자실 입원치료를 받고 난 후 사람도 잘 알아보지 못하고 영 회복할 기미가 보이지 않아 걱정이다. 나이 들어 폐렴에 걸리면 치명적이라고 하던데 혹시라도 예방할 수 있는 방법은 없는지 궁금하다.

노인에게도
꼭 필요한 예방접종이 있다

나이가 들면 면역기능이 저하되어 각종 감염성질환에 취약해진다. 특히 폐렴은 치명적인 질환으로 심뇌혈관질환이나 당뇨병을 동반한 노인환자는 입원치료를 필요로 하는 경우가 많고 치료결과도 좋지 않아 사망률이 높다. 또한 매년 유행하는 인플루엔자(독감)에 걸린 노인은 폐렴이나 심부전 등의 합병증이 쉽게 생길 수 있기 때문에 적절한 예방조치를 취해야 한다.

다행히도 폐렴구균백신과 독감백신을 예방접종하면 감염 위험을 줄일 수 있다. 그 외에도 최근에는 대상포진이나 파상풍 예방접종도 노인에게 효과적인 것으로 밝혀지면서 건강한 노년생활을 위해 꼭 맞아야 하는 예방주사들이 많아지고 있다. 각각의 예방접종에 대해 보다 자세하게 알아보자.

인플루엔자(독감) 예방접종

흔히 독감이라 불리는 인플루엔자는 전염성이 높은 급성호흡기 바이러스 감염질환이다. 인플루엔자는 모든 연령의 사람이 쉽게 걸릴 수 있지만 인플루엔자에 의한 사망의 대부분은 노년층에서 발생한다. 사망 원인은 인플루엔자의 합병증인 폐렴과 심폐질환 악화에 의한 것으로 알려져 있다.

매년 보건소에서 65세 이상의 노인에게 무료 접종을 하고 있다. 예방접종 후 효과적인 면역반응은 10~14일 후 나타나기 때문에 독감이 유행하기 전인 10~11월에 예방접종을 받아야 한다. 또한 인플루엔자백신은 매년 다른 바이러스 유행에 의해 발생하기 때문에 이전 예방접종 유무와 상관없이 매년 맞아야 한다.

폐렴구균 예방접종

폐렴구균은 폐렴의 가장 흔한 원인균으로 패혈증(미생물에 감염되어 전신에 심각한 염증반응이 나타나는 상태), 뇌수막염, 중이염 등의 원인이기도 하다. 폐렴구균 폐렴은 치료를 위해 입원해야 하는 가장 흔한 감염성질환으로 연령이 높아질수록 폐렴으로 인한 사망률이 높아지기 때문에 적극적인 예방접종이 필요하다. 폐렴구균 예방접종은 13가 단백결합백신과 23가 다당류백신 두 종류가 있다.

13가 백신과 23가 백신은 각각 13개와 23개의 폐렴구균 혈청형에 대해 면역능력을 가진다는 의미이다. 23가 다당류백신은 침습성 감염증 및 뇌수막염에 예방효과를 보이지만 폐렴에 대한 예방효과는 13가 단백결합백신이 더욱 우수하다. 이러한 이유로 미국에서는 두 백신을 모두 접종하는 것을 추천하고, 백신 투여 간격은 1년 이상을 두도록 권고한다. 만약 폐렴구균백신을 전혀 접종하지 않았다면, 13가 단백결합백신을 먼저 맞고, 1년 후 23가 다당류백신을 맞는 것이 좋다. 우리나라 보건소에서는 23가 다당류백신을 무료접종하고 있다.

23가 다당류백신의 재접종은 일반적으로 추천하지 않는다. 하지만 65세 이전에 처음 접종한 후 5년 이상이 경과한 65세 이상의 노인이거나 백혈병, 악성종양, 면역억제제 사용 등으로 면역능력이 떨어진 상태에서 처음 접종 후 5년 이상 경과하였다면 재접종받을 수 있다. 이 경우에도 3회 이상의 재접종은 일반적으로 추천하지 않는다.

대상포진 예방접종

대상포진은 어릴 때 수두에 감염된 후 잠복했던 바이러스가 면역력이 떨어지면 활성화되어 발생하는 질환이다. 피부에 수포성 발진이 생기기 전에 통증이나 감각이상이 나타난다. 대상포진은 초기에 적절한 치료를 받으면 합병증이 발생하지 않지만 치료 시기가 늦은 경우 '대상포진 후 신경통postherpetic neuralgia'이라는 합병증으로 매우 고생할 수 있다.

대상포진백신은 비록 대상포진의 발병을 100퍼센트 예방하지는 못하지만, 발병했을 때 심한 통증이나 대상포진 후 신경통이 발생하는 것을 줄일 수 있다. 면역이 떨어진 환자나 항암치료 중인 환자에게는 사용하지 않는다. 이전에 대상포진을 앓은 적이 있어도 3년이 지나면 예방접종을 할 수 있다. 이전까지는 '조스타박스Zostavax'를 사용했지만, 최근 대상포진 예방효과가 보다 우월한 '싱그릭스Shingrix'가 승인되었다. 미국에서는 조스타박스보다 예방효과가 우월한 싱그릭스를 우선적으로 사용하도록 권고하고 있다.

파상풍 예방접종

파상풍은 파상풍균clostridium tetani이 생산하는 독소에 의해 골격근이 경직되고 근육이 수축하는 질병이다. 파상풍균은 토양 등의 환경에 존재하며 오염된 상처를 통해 유입된다. 파상풍은 흔한 질병은 아니지만 항체 역가抗體力價(특정 항원에 대한 항체의 양)가 나이가 들수록 감소하여 질병에 취약해지며, 일단 파상풍에 걸리면 근육마비로 인해 중환자실에서 인공호흡기 치료를 받아야 하기 때문에 예방접종을 권고하고 있다. 65세 이상의 노인에게는 파상풍·디프테리아백신Td·Tetanus Diphtheria 접종을 행하고 있으며, 10년마다 추가접종할 것을 권고하고 있다.

DR. KIM 늙어도 늙지 않는 비법

수명이 연장되면서 고령에 문제가 될 수 있는 질환에 대한 예방접종이 점차 많아지고 있습니다. 65세 이상 노인에게는 인플루엔자, 폐렴구균, 대상포진, 파상풍 예방접종을 반드시 받도록 권고하고 있으니 관심을 갖고 꼭 챙기시기 바랍니다. 그 외 예방접종들은 의사와 상의하여 접종여부를 결정하시면 됩니다.

건강한 내 몸을 위한 Q&A

Q 같은 날 여러 개의 예방접종을 해도 괜찮은가요?

A 백신은 살아 있는 병원균(바이러스)으로 만든 생백신과 병원균을 죽여서 만든 불활성화백신 두 종류가 있습니다. 일반적으로 생백신-생백신은 4주 정도 간격을 두고 접종하는 것을 추천하지만 불활성화-불활성화백신, 불활성화-생백신은 같은 날 예방접종을 맞아도 괜찮습니다. 따라서 독감 예방접종과 폐렴구균 예방접종, 독감예방접종과 대상포진 예방접종은 같은 날 시행해도 무방합니다. 이 경우 주사부위의 국소 부작용 발생을 줄이기 위해 가능하면 양측 팔에 따로 접종하는 것이 좋습니다.

Q 90세 노모를 집에서 모시고 있습니다. 매년 독감예방 접종을 위해 병원을 방문하는데, 언제까지 예방접종을 받아야 하는지 궁금합니다.

A 예방접종은 면역반응을 유도해서 해당 원인균(바이러스)에 대한 면역능력을 가지게 하는 것입니다. 그런데 나이가 들고 노쇠해지면 면역노화 immunosenescence로 인해 예방접종을 해도 면역능력이 잘 생기지 않습니다. 즉, 예방접종의 효과가 떨어질 수 있습니다. 이러한 고령의 어르신을 예방접종을 위해 병원에 모시고 와서 오히려 독감에 걸리게 하는 경우도 드물지 않습니다. 그래서 외출을 거의 하지 않고 집에서만 생활하시는 고령의 부모님을 모시고 계신 경우에는 노인과 주로 접촉하는 가족들이 예방접종을 맞고 독감에 걸리지 않도록 주의하는 것이 보다 효과적입니다.

불면증, 이대로 두어도 괜찮을까?

76세 원숙면 씨는 밤이 두렵다. 얼마 전 자녀문제로 걱정이 많아 잠을 이루지 못하고 꼬박 밤을 지새운 적이 있었는데, 이후로도 밤에 잠을 제 대로 자지 못하는 날이 많아졌다. 그러다 보니 오늘 밤도 잠을 자지 못할까 봐 미리 걱정해서인지 날이 갈수록 더 잠을 자기가 힘들다. 자려고 자리에 누워 이 생각 저 생각 하다 보면 새벽이 되기도 하니 걱정이 이만저만 아니다. 수면제를 먹으면 습관이 되고, 치매도 생긴다고 하여 처방은 받아도 차마 복용하지는 못하고 있다. 어떻게 하면 푹 잘 수 있을지 몹시 궁금하다.

불면증은 우울증의 증상이거나 치매의 원인이 될 수 있다

보통 성인은 하루 24시간 중 6~8시간을 자면서 보낸다. 일생의 1/4~1/3 이상을 잔다는 의미이니 적지 않은 시간이다. 수면이란 하루 일과 중 쌓인 피로를 푸는 휴식의 시간이 되어야 하는데, 안타깝게도 나이가 들면서 수면에 문제가 생기는 노인들이 많다. 불면의 밤이 지속되면 오늘 밤에도 잠을 이루지 못할 수 있다는 걱정과 불안이 커지고, 불면증은 점점 더 해결하기 어려워진다. 최근 불면증이 단순히 정신신경학적인 문제뿐 아니라 고혈압, 심혈관질환, 당뇨병 등을 유발하거나 악화시킨다는 사실이 밝혀졌다. 또한 불면증은 우울증의 증상이거나 치매의 원인일 수 있기 때문에, 자신의 수면에 혹시 문제가 있는 것은 아닌지 주의 깊게 살펴볼 필요가 있다.

노화에 따른 수면의 변화

나이가 들수록 총 수면시간이 감소하고, 잠드는 데 시간이 많이 걸리며, 자다가 깨는 빈도가 늘어난다. 또한 나이가 들어가면서 하루 주기의 리듬에 변화가 생긴다. 밤에는 깊은 수면에 들고 낮에는 깨어 있는 수면–각성 리듬Sleep-Wake Cycle이 변화되어 밤에 자주 잠을 깨거나 낮에 조는 일이 생긴다. 이러한 변화는 생체리듬을 조절하는 중추신경계가 노화되고 수면을 돕는 호르몬인 멜라토닌의 분비가 감소하여 발생한다.

수면은 렘수면REM·Rapid Eye Movement과 비렘수면non-REM으로 나뉘며 비렘수면은 수면의 깊이에 따라 1~4단계로 구분된다. 렘수면에서는 안구운동이 관찰되며 흔히 꿈을 꾸는 단계로 이해하면 된다. 고령에서는 서파slow wave가 관찰되는 깊은 수면에 도달하는 시간이 오래 걸리며, 서파수면이 감소한다. 또한 수면 중 각성이 보다 빈번하게 관찰된다.

대표적인 수면장애 질환

불면증은 잠들기 어려운 경우, 자다가 자주 깨는 경우, 또는 이른 아침에 깨는 경우 등을 모두 포함하며 아침에 일어나면 개운하지 않다고 느끼는 주관적인 상태를 말한다. 수면의 시간과 질에 대해서는 개인차가 있기 때문에 객관적인 수치보다는 수면과 관련해서 얼마나 불만스러운 점이 있는가에 주목하는 것이 더욱 중요하다. 불면증은 질환명이 아니며 원인질환에 의해 발생하는 증상이기 때문에 원인을 찾아 해결책을 마련해야 한다. 불면증의 원인이 되는 질환으로는 수면무호흡증, 하지불안증후군, 우울증, 약물남용, 통증, 배뇨장애(전립선질환) 등이 있다.

수면무호흡증

수면 중 무호흡(10초 이상 호흡이 없는 경우)과 저호흡(10초 이상 공기의 흐름이 50퍼센트 이상 감소한 상태)의 횟수를 합하여 총 수면시간으로 나눈 값을 무호흡-저호흡지수라 하는데 이 값이 5이상일 때(즉, 1시간당 5번 이상의 무호흡-저호흡이 있는 경우) 수면무호흡증으로 진단한다. 수면무호흡증은 중추성 수면무호흡증과 폐쇄성 수면무호흡증으로 나뉜다. 중추성 수면무호흡증은 뇌의 호흡중추 이상으로 호흡이 감소하는 경우이며, 폐쇄성 수면무호흡증은 기도가 폐쇄되어 숨을 쉬지 못하는 상태이다. 수면무호흡증은 비만, 고령, 남성, 알코올섭취 등과 관련이 있다. 노인에게서 수면무호흡증이 증가하는 이유는 (복부)비만, 상기도허탈collapsibility의 증가, 근긴장도 감소, 폐용량 감소, 서파수면 감소 등이 있다. 수면무호흡증은 야간저산소증, 수면 시 빈번한 각성, 주간졸림증을 유발하며 최근에는 인지기능장애(치매 유발), 대사성장애(당뇨병 발생 등), 심혈관계장애(고혈압, 심부전 악화) 등 다양한 문제를 일으킨다고 알려져 있다.

하지불안증후군

하지불안증후군은 다리에 불편감이나 이상감각(벌레가 기어다니는 느낌, 찌릿한 느낌 등)을 유발하며 수면장애를 일으키는 질환으로, 가만히 있으면 악화되고 다리를 움직이면 증상이 호전된다. 낮보다 밤에 심해져 자다가 다리가 불편하여 깨는 일이 많다. 이 질환은 '도파민' 시스템의 이상이 원인인 것으로 알려져 있다. 한편 철분 결핍에 의한 이차성 하지불안증후군이 있을 수 있고, 이 경우에는 철분 공급에 의해 증상이 호전될 수 있다.

하지불안증후군이 있는 경우 잠들기 전에 카페인이나 알코올 섭취를 피하고 잠자리 환경을 시원하게 하는 것이 도움이 된다. 샤워나 족욕, 스트레칭 혹은 다리 마사지도 효과가 있다. 약으로는 도파민 작용제를 우선적으로 사용하며, 철분 결핍이 있다면 철분제를 사용한다.

렘수면 행동장애

렘수면 행동장애는 수면 중 과격하고 생생한 꿈을 꾸면서 소리를 지르거나 난폭한 행동을 하는 질환이다. 정상적으로는 렘수면에서 근긴장도가 저하되어야 하지만, 이들 환자는 렘수면 시 근긴장도가 유지되고 과도한 근연축을 보인다. 렘수면 행동장애는 남자에게서 더 많이 발생하고, 파킨슨병·루이소체치매·다발성전신위축증 등 여러 신경질환과 관련되어 있다. 따라서 너무나도 생생한 꿈을 꾸면서 자다가 과격행동(발로 차거나 주먹으로 가격하는 행동)을 자주 한다면 렘수면 행동장애를 의심해야 한다. 향후 파킨슨병의 발생위험이 있을 수 있기 때문에 진료를 받는 게 좋다.

건강한 수면을 위한 좋은 습관

불면증은 좋지 않은 수면습관 때문인 경우가 많다. 수면을 위해 도움이 되는 좋은 습관은 다음과 같다.

규칙적인 수면습관 들이기

일정한 시간에 잠자리에 들고, 잠자리에 들 때까지 일정한 패턴을 가지는 것이 수면에 도움이 된다.

침실을 수면에 적합한 환경으로 조성하기

너무 덥거나 춥지 않게 하고, 어둡고 조용하게 유지한다. 알람시계, 스마트폰 등 수면에 방해가 될 수 있는 것들을 치워놓는다.

야식을 피하고 수분섭취를 제한하기

저녁식사 후 야식을 먹으면 소화에 부담을 주어 숙면을 취할 수 없고, 수분섭취를 하면 밤에 소변을 보려고 깨어나게 된다. 저녁식사 이후에는 물과 과일을 피하는 것이 좋다.

잠자리에 들기 전 과도한 흥분 피하기

운동, 자극적인 TV프로그램이나 영화, 스트레스를 받는 업무 등은 잠들기 전에는 피하는 것이 좋다.

잠자리에서는 잠만 자기

잠자리에 누워 TV 시청을 하거나 독서를 하는 것은 좋지 않다. 또한 잠자리에 누워 30분 이상이 지나도 잠을 잘 수 없다면, 침실에서 나오는 것이 좋다. 즉, 잠을 자는 곳과 깨어 있는 곳을 나누어 놓는 것이 좋다.

자다가 깨더라도 시계 보지 않기

자다가 혹시라도 깨었을 때 시계를 보면 실망하거나 쓸데없는 걱정을 하게 될 수 있다. 시계는 잠자리에 든 이후에는 보지 않는 것이 좋다.

낮에는 깨어 있고, 가능한 햇볕 많이 쬐기

밤에 잠을 잘 자지 못했다고 해도 낮잠을 30분 이상 자게 되면 수면–각성 리듬이 깨지게 된다. 낮에는 가능한 충분한 햇볕을 쬐이는 것이 리듬 유지에 도움이 된다.

노년생활에서 수면은 중요한 요소입니다. 불면증이 있다면 좋지 않은 습관에 의한 것은 아닌지 확인해보고, 좋은 수면습관을 유지해야 합니다. 또한 질환에 의한 수면장애 여부를 확인하고 이에 대한 치료를 같이 받으시기 바랍니다.

건강한 내 몸을 위한 Q&A

Q 수면제를 복용하고 밤중에 화장실을 다녀오다가 넘어져서 골절이 생겼습니다. 관련이 있나요?

A 수면제를 복용할 때는 약물의존성이 생기는 약인지 알아보아야 할 뿐 아니라, 지나친 진정효과로 인해 낮 시간 동안 각성에 문제가 생길 가능성은 없는지 고려해야 합니다. 즉, 수면제로 인해 하루 종일 멍하게 지내거나 밤에 자다가 깨서 엉뚱한 행동을 하고 기억하지 못하는 경우가 생길 수 있습니다. 특히 노인들은 전립선비대증이나 소변농축능력의 저하로 인해 밤에 한두 번씩 소변을 보기 위해 일어나는 경우가 있는데, 수면제로 인해 화장실에 다녀오다가 넘어지는 일이 생길 수 있습니다. 미국에서는 'Z-drug'이라고 해서 수면제로 많이 사용되는 졸피뎀zolpidem, 조피클론zopiclone, 잘레플론zaleplon 세 가지 약을 조심해서 사용하라고 강조하고 있습니다. 이 중 졸피뎀은 우리나라에서도 많이 사용하는 스틸녹스stilnox라는 약입니다. 특히 노인들이 젊은 성인에게 맞는 용량을 복용하는 경우 부작용의 발생위험이 있으니 소량만 복용할 수 있도록 조절이 필요하며, 잠이 오지 않는다고 임의로 용량을 늘리는 것은 위험합니다.

Q 아버님이 치매로 치료 중인데 밤에 불면증으로 잠을 못 주무십니다. 어떻게 해야 하나요?

A 치매환자는 수면장애를 겪는 경우가 많습니다. 신경전달물질인 '아세틸콜린'이 렘수면과 치매에 공통적으로 관여하기 때문입니다. 또한 치매환자는 시각, 청각 및 다른 감각능력 저하, 기억장애, 인지손상, 사회적 고립 등으로 하루 대사리듬에 장애가 생기기 쉽습니다. 따라서 낮잠을 자고, 밤에 깨어 있는 경우가 흔합니다. 이러한 경우 가능하면 낮에 깨어 있을 수 있도록 하고 밝은 빛에 노출되는 시간을 늘리는 것이 좋습니다.

Q 고혈압으로 투약 중인데 최근 혈압조절이 잘되지 않아 병원을 방문했더니 수면무호흡증이 원인이라고 합니다. 수면문제가 왜 혈압과 관련이 되는지 궁금합니다.

A 고혈압환자인데 혈압조절이 잘되지 않는 경우 폐쇄성 수면무호흡증이 원인일 수 있습니다. 폐쇄성 수면무호흡증은 수면 중 저산소증을 유발하고, 이는 교감신경계의 활성, 혈관수축 등을 일으켜서 결국 혈압을 높이게 됩니다. 또한 수면무호흡증은 무호흡에 의해 맥박수가 떨어지고, 교감신경이 활성화되어 맥박수가 증가하는 현상이 반복되기 때문에 심장박동이 불규칙하게 뛰는 현상인 부정맥의 발생위험도 증가합니다. 이러한 문제들은 지속적으로 지정된 압력으로 공기를 불어넣어 기도가 막히는 것을 방지함으로써 폐쇄성 수면무호흡을 줄이는 지속성 양압호흡기CPAP·Continuous Positive Airway Pressure를 사용하여 치료하면 개선할 수 있기 때문에 잘 조절되지 않는 고혈압이나 발작성 심방세동이 있는 환자는 수면무호흡증 동반 여부를 확인하여 적절한 치료를 받는 것이 도움이 됩니다.

어떤 건강기능식품을 먹어야 할까?

68세 황기찬 씨는 건강에 관심이 많다. 항상 아침 일찍 일어나 한 시간씩 등산을 하고 난 후 건강에 좋다는 채소와 제철과일, 현미밥, 그리고 유산균 섭취를 위한 요구르트로 구성된 아침식사를 한다. 식사 후에는 건강에 도움이 되는 건강식품을 챙겨 먹는데, 항상 먹고 있는 종합비타민, 홍삼제제, 오메가3, 홍합제제 외에도 새롭게 TV에서 소개되는 건강기능식품이 있으면 꼭 구입해서 복용한다. 한 달에 건강기능식품을 구입하기 위해 지출하는 비용도 만만치 않지만 건강을 위한 투자라 생각하고 아끼지 않기로 했다. 앞으로도 건강에 도움이 된다는 새로운 건강기능식품이 나오면 꼭 구입할 예정이다.

꼭 먹어야 하는 건강기능식품은 없다

TV를 보면 건강을 유지하고, 질병을 예방하기 위해서 먹어야 하는 건강기능식품이 너무나도 많은 것 같다. 식품의약품안전처의 〈2017년 건강기능식품 생산실적〉에 따르면 2017년 기준 우리나라의 건강기능식품 총 매출액은 2조 2,374억 원으로 전년에 비해 5.2퍼센트 증가했고, 연평균 성장률은 11.2퍼센트이다. 아무래도 평균수명의 연장으로 노년인구가 증가했고, 건강에 좋은 음식이나 영양제에 대한 관심이 늘고 있기 때문으로 보인다.

많은 사람들이 약은 화약물질이기 때문에 장기간 복용하면 건강에 문제가 될 수 있다고 생각하지만, 천연물, 약초, 식물 추출물질 등으로 만든 건강기능식품은 자연산(?)이기 때문에 안전하고 더 건강에 좋을 것으로 생각하는 듯하다. 게다가 TV 프로그램에서 의사와 유명 연예인이 강력하게 추천하니 왠지 꼭 먹어야 할 것 같은 생각이 드는 것도 이해가 된다. 그렇다면 과연 건강기능식품은 약보다 안전하고 건강에 좋을까?

건강기능식품과 약의 차이

병원에서 약으로 처방받는 비타민, 오메가3, 프로바이오틱스 등과 약국에서 처방 없이 구입할 수 있는 건강기능식품은 차이가 있다. 약은 각각의 성분에 대한 효능 및 안전성에 대한 임상시험을 거치고, 이러한 자료를 검토한 후 식품의약품안전처에서 허가를 받아야 처방 및 투약이 가능하다. 반면, 건강기능식품은 인체에 유용한 기능성을 가진 원료나 성분을 사용하여 제조 가공한 식품으로, 식품의약품안전처에서 동물시험, 인체적용시험 등의 결과를 평가하여 기능성원료를 인정받는 절차를 거친다. 정리하자면 약은 질병을 직접적으로 치료하거나 예방하기 위해 사용된다면, 건강기능식품은 질병의 예방이나 치료 목적이 아닌 일상 식사에서 결핍되기 쉬운 영양소를 보충하거나 건강을 유지하기 위해 사용된다. 따라서 약과 건강기능식품은 추구하는 목표가 다르다는 점을 이해해야 한다. 간혹 심근경색 또는 뇌경색환자가 아스피린이나 항혈전제를 복용하면서 혈액순환의 개선을 위해 건강기능식품을 추가로 복용하는 경우가 있는데, 질병을 치료하려면 건강기능식품이 아니라 약을 복용해야 한다. 이런 경우 건강기능식품을 복용하면 큰 효과가 없거나 심하게는 부작용이나 합병증 발생위험이 증가할 수 있기 때문에 주의가 필요하다.

건강기능식품을 복용할 때 주의할 점

병원에서 약을 처방받는 경우에는 담당의사에게 자신이 복용하고 있는 건강기능식품에 대해 알려주어야 한다. 간혹 건강기능식품과 복용 중인 약의 상호작용으로 약의 효과가 줄어들거나 증가하여 부작용이 발생할 수 있기 때문이다. 예를 들면, 심방세동이나 심장판막질환이 있어 뇌졸중을 예방하고자 항응고제인 와파린을 복용하는 환자의 경우 비타민 K가 함유된 종합비타민제를 복용하면 와파린의 효과가 줄어들어 뇌졸중 예방효과가 떨어진다. 또한 병원에서 아스피린이나 클로피도그렐clopidogrel 등의 항혈소판제를 복용하면서 동시에 건강기능식품으로 오메가3나 감마리놀렌산을 추가해서 복용하면 출혈의 위험성이 증가할 수 있다.

마찬가지로 홍삼성분이나 은행잎제제는 혈소판 기능을 억제하여 혈전형성을 예방하는 효과를 기대할 수 있지만, 수술을 앞둔 환자가 복용을 중지하지 않으면 수술 후 과다출혈의 위험성이 있다. 특히 아스피린 등의 항혈소판제와 같이 복용하는 경우 출혈의 위험성이 더욱 커지므로 주의가 필요하다. 따라서 자신의 투약 내용을 잘 알고 있는 의사와 상의하여 건강기능식품을 복용해야 안전하다.

꼭 먹어야 하는 건강기능식품이 있을까?

시판 중인 건강기능식품 가운데 실제로 질병예방 및 치료에 도움이 된다고 증명된 것은 거의 없다고 보아도 된다. 비타민(비타민 B·C·E, 엽산 등), 항산화제, 오메가3 등으로 많은 연구를 수행했지만 의미 있는 결과는 없었다. 우리나라에서 질병발생위험을 낮추기 위해 추천하는 유일한 건강기능식품은 골다공증을 예방하기 위한 칼슘과 비타민 D이다. 하지만 최근 칼슘보충제가 심혈관질환의 위험을 높인다는 연구결과들이 나오고 있어 주의가 필요하며, 부작용이 없도록 식품으로 칼슘을 섭취하기를 추천한다.

 DR. KIM 늙어도 늙지 않는 비법

건강기능식품에 혹시 돈을 많이 쓰고 있진 않았나요? 건강기능식품은 부족하기 쉬운 영양소를 보충해줄 수는 있지만 약과 같이 질병의 치료나 예방효과를 기대하기는 어렵습니다. 오히려 무분별한 건강기능식품 섭취는 꼭 필요한 약의 효과에 안 좋은 영향을 미칠 수 있으니 꼭 특성을 잘 알고 드시기 바랍니다.

건강한 내 몸을 위한 Q&A

Q 건강기능식품을 꼭 복용해야 하는 경우가 있을까요?

A 건강기능식품은 일상 식사에서 결핍될 수 있는 필수 영양소의 보충을 위해서는 도움이 될 수 있습니다. 즉, 정상적인 식사를 할 수 없는 경우에는 도움이 됩니다. 식욕저하로 식사량이 줄어든 경우나 급성기질환 이후 회복기에 영양섭취가 불충분하거나 요구량이 늘어 미세영양소를 추가 복용해야 할 수 있습니다. 하지만 복용하는 약 및 건강상태에 따라 개인별로 차이가 있을 수 있으니 담당의료진에게 문의한 후 복용하는 것이 안전합니다.

Q 외국여행을 가보면 건강기능식품을 꼭 사오게 됩니다. 해외에서 구입한 제품은 국내제품보다 더 좋은가요?

A 아닙니다. 예전에는 국내에서 자체 생산할 수 있는 능력이 없어 외국에서 사와야 했지만, 최근에는 국내 제약사의 약들을 외국에 수출하고 있습니다. 따라서 굳이 외국에서 제조한 건강기능식품을 구입할 필요는 없습니다. 특히 각 나라별로 권장하는 영양소의 종류 및 양이 다른데, 외국인에게 맞추어진 영양제는 식이 및 체형이 다른 우리나라 사람에게는 부적절할 수 있습니다. 또한 국내제품은 제대로 허가를 받았는지 확인할 수 있지만, 외국제품의 경우에는 확인이 어려울 수 있다는 점도 고려해야 합니다.

약,
많이 먹어도 될까?

77세 한알만 씨는 약 먹는 것을 좋아한다. 몸살 기운이 있으면 '애드빌' 한 알을 먹고 푹 자면 씻은 듯이 좋아지는 것 같고, 잠이 잘 오지 않을 것 같을 때 '스틸녹스'를 먹으면 왠지 푹 잘 수 있을 것 같은 마음이 들어 편해진다. 고혈압, 당뇨병, 고지혈증으로 외래진료를 받고 있지만, 그 외에도 조금만 몸이 불편하면 병원을 방문하여 처방을 받다 보니 먹고 있는 약이 하루에 20알 정도 되던 때도 있었다. 다 몸에 좋은 약이니 많이 먹는다고 문제될 것은 없다고 생각하긴 하지만, 약이 많다 보니 먹었는지 안 먹었는지 헷갈릴 때도 있다.

모든 약은 독이다

병원에 가면 의사들이 약만 먹으라고 한다며 불만을 가지고 있는 환자들이 많다. 약은 한번 먹으면 끊을 수도 없고, 또한 화학제품이다 보니 여러 가지 문제도 많을 것 같은 막연한 느낌이 든다. 게다가 약에서 발암물질이 검출되었다는 언론보도가 나올 때면 "역시 약을 먹지 않기를 잘 했다"며 좋아하는 분도 있을 것이다. 그렇다. "모든 약은 독이다*Sola dosis facit venenum*." 16세기 스위스 의사이자 연금술사인 파라켈수스*Paracelsus*는 모든 물질은 독이 될 수 있으며, 용량만이 독이 없는 것을 결정한다는 말을 남겼다. 그의 말대로 모든 약에는 독성이 있다.

신약으로 허가를 받기 위해서는 얼마나 먹어야 독성이 나타나는지에 관한 자료를 제출해야만 한다. 즉, 모든 약은 제대로 복용하지 않는다면 이득보다는 위험이 더 클 수 있다. 하지만 현재 처방하는 약들은 복용했을 때 얻는 이득이, 약으로 인한 부작용보다 더 크다는 사실이 증명된 후에 사용되기 때문에 불안해할 필요는 없다. 하지만 굉장히 드문 부작용이나 특정 소수에서만 발생할 수 있는 약물 이상반응, 또는 다른 약이나 음식과의 상호작용에 의해 발생하는 부작용을 모두 예측할 수는 없기 때문에 시판 후에도 지속적으로 안전성에 관한 자료들을 조사하고 있다.

노인들은 적어도 1~2개 정도의 만성질환을 가지고 있다 보니 지속적으로 복용하고 있는 약이 많은데 어떻게 약을 먹어야 하고, 어떠한 점을 주의해야 하는지 잘 모르는 경우가 많다. 약은 어떻게 먹는 게 좋을까?

올바른 약 복용법

흔히 약은 식후 30분에 복용하는 것으로 알고 있다. 하지만 위장관장애를 초래하는 약이 아니라면 굳이 식후 30분에 복용할 필요는 없다. 식사에 의해 약물 흡수율이 저하되거나, 음식물과의 상호작용에 의해 영향을 받는 약을 제외하면 식사와 무관하게 복용할 수 있다. 하지만 위장관 운동 조절제나 일부 혈당강하제(당뇨약) 등은 식전에 복용해야 더 효과적이며, 제산제나 지사제 일부는 다른 약의 흡수를 방해하므로 공복에 최소 두 시간 간격을 두고 복용하는 것을 추천한다. 콜레스테롤을 낮추는 스타틴도 초기에 나왔던 약들은 저녁에 복용하는 것을 추천했지만, 최근 약들은 복용시기에 따른 약효 차이가 크지 않기 때문에 굳이 저녁에 복용할 필요는 없다.

또한 약을 복용할 때는 미지근한 물 한 컵과 함께 복용하는 것이 좋다. 너무 찬물은 위장점막의 흡수력을 저하시킬 수 있다. 연하게 우린 보리차나 옥수수차와 함께 복용하는 것도 좋다. 하지만 주스나 우유와 함께 약을 복용하는 것은 피해야 한다. 유제품의 경우 우유 안의 칼슘 성분이 약과 결합하여 약의 효능을 감소시킬 수 있다. 특히 항진균제나 퀴놀론, 테트라싸이클린 계열의 항생제를 복용하는 경우에는 약 복용 전후 2시간 이내에는 유제품 섭취를 피하는 것이 좋다. 자몽주스나 크랜베리주스와 함께 혈압약, 고지혈증약, 항응고제, 와파린, 항경련제, 면역억제제 등을 복용하면 상호작용을 일으킬 수 있어 주의가 필요하다. 또한 기관지 확장제인 테오필린을 복용 중이라면 카페인 음료는 삼가는 것이 좋다. 한편, 골다공증 치료제인 비스포스포네이트는 식전에 200cc 이상의 물과 함께 복용해야 하고 복용 후 2시간 이내에는 눕지 않아야 한다. 이러한 주의사항을 지키지 않으면 식도 손상이 초래되기도 한다.

여러 약 복용 시 주의해야 하는 약물 상호작용

노인들은 여러 질환으로 약을 복용하다 보니 다섯 가지 이상의 약을 한꺼번에 복용하는 다약제복용polypharmacy이 흔하다. 여러 약을 같이 복용하다 보면 약들 사이의 상호작용으로 약의 효과가 증가하거나 감소할 수 있다. 예를 들면 심부전 치료제로 사용하는 '디곡신'은 저칼륨혈증이 있는 경우 부작용이 발생하기 쉬운데, 이뇨제를 사용하는 경우 저칼륨혈증이 유발되어 디곡신 부작용 발생위험이 증가한다. 또한 '아스피린'을 복용하는 환자가 '와파린'이나 다른 항혈전제를 사용하면 혈액응고장애를 초래하여 출혈의 위험이 증가하게 된다. 같은 의사에게 처방받는 경우에는 이러한 상호작용을 고려하여 처방하기 때문에 문제가 될 가능성이 낮지만, 여러 병원과 진료과에서 처방을 받게 되면 약물 상호작용에 의해 문제가 발생할 수 있는 약이 처방될 수도 있다. 따라서 가능하면 자신이 복용하는 약에 대한 처방전 정보나 약품 목록을 다른 병원에서 진료받을 때 알려주어야 한다.

약과 음식의 독이 되는 조합

흔히 한약을 먹을 때는 같이 먹으면 안 되는 음식을 가려 먹지만, 병원에서 처방받은 약은 특정 음식과 같이 먹으면 안 된다는 사실을 잘 모르는 환자들이 많다. 아래의 몇 가지 조합은 약과 음식을 같이 먹을 때 부작용의 발생위험이 높아지기 때문에 특히 주의해야 한다.

항히스타민-알코올

감기약이나 어지럼증 치료제로 사용되는 항히스타민제는 졸음을 유발할 수 있기 때문에 약을 복용하는 동안 음주를 하게 되면 낙상 등의 부작용이 발생할 위험성이 높다.

기관지 확장제(테오필린)-카페인

카페인 효과가 항진되어 심장박동수가 증가하거나 과흥분성, 또는 불안하고 초조해지는 증상이 나타날 수 있다.

스타틴-포도·자몽주스

콜레스테롤을 낮추는 스타틴 중 아토르바스타틴, 로바스타틴은 포도주스나 자몽주스와 같이 복용하면 약의 농도가 증가되어 부작용 발생위험이 높아진다.

골다공증 치료제(비스포스포네이트)

공복에 복용해야 하며 음식물과 같이 복용하면 흡수가 저해된다.

와파린-녹황색채소

비타민 K를 억제해서 혈액응고를 저해하는 와파린을 복용하는 경우, 비타민 K가 많은 녹황색 채소(시금치·양배추·상추·케일·브로콜리)와 콩류를 많이 섭취하면 약효가 떨어진다.

DR. KIM **늙어도 늙지 않는 비법**

모든 약은 독이라니, 충격적이죠? 약은 잘 먹어야 약이고, 잘못 먹으면 독입니다. 효과를 최대한 높이고 부작용을 줄이려면 복용 방법을 잘 지키는 것이 중요합니다. 새로운 약을 복용해야 하거나 계속 먹어야 할 음식, 건강기능식품 등이 있다면, 기존 약과 같이 복용했을 때 문제가 되는 것은 아닌지 꼭 담당의사에게 확인하시기 바랍니다.

건강한 내 몸을 위한 Q&A

Q 고혈압으로 약을 복용하고 있습니다. 가끔씩 저녁때가 되어서 아침에 약을 먹었는지 확실하지 않을 경우가 있는데, 이럴 때는 그냥 약을 먹는 것이 좋은가요?

A 고혈압이나 당뇨병과 같이 지속적으로 약을 복용하면서 질병을 관리해야 하는 경우에는 매일같이 약을 먹는 것이 쉽지 않습니다. 간혹 약을 빼먹는 경우가 생길 수 있죠. 그래서 가능하면 일정한 시간(보통 아침에 일어나자마자)에 약을 먹는 것을 추천합니다. 저녁때가 되어서 약을 먹었는지 확실하지 않을 때는 그냥 하루를 건너뛰는 것이 안전합니다. 왜냐하면 다음날 아침에 또 약을 복용하게 되면 약의 농도가 높아져서 저혈압, 저혈당 등의 부작용이 발생할 수 있기 때문입니다. 다행히도 최근 사용하는 약들은 효과가 오래 지속되기 때문에 한 번 정도 건너뛴다고 해서 크게 문제되지는 않지만, 반복적으로 빼먹게 되면 불충분하게 조절될 수 있기 때문에 꾸준하게 약을 잘 복용해야 합니다.

Q 약은 어디에 보관해야 하나요? 저는 냉장고에 넣어 보관하는데 올바른 방법인지 알고 싶습니다.

A 대부분의 약은 직사광선을 피하고 습기가 적은 서늘한 곳에 보관하는 것을 추천합니다. 냉장고는 습기가 많기 때문에 약 보관장소로는 적절하지 않습니다. 간혹 협심증환자들이 흔히 사용하는 니트로글리세린과 같이 차광을 해야 하는 약들이 있는데 이 경우에는 갈색 병(또는 검은색 비닐봉투)에 보관해야 합니다. 위장관에 튜브를 삽입하여 영양을 공급하는 경관영양Tube feeding을 하고 있는 노인환자의 경우 가루약을 복용하게 되는데 이 경우에도 건조한 실온에서 약을 보관해야 하고, 약을 분쇄하고 오랜 기간 지나면 약효가 떨어질 수 있기 때문에 오래된 약을 투약하는 것은 피해야 합니다.

Q 저는 전립선비대증이 있습니다. 자다가 소변을 자주 보다 보니 가능하면 물을 적게 먹으려고 합니다. 그래서 약도 물 없이 그냥 삼키는데 괜찮은가요?

A 알약을 물과 함께 복용하지 않으면 식도에 염증이나 궤양을 초래할 수 있습니다. 따라서 가능한 충분한 물과 함께 복용해야 합니다. 특히 항생제, 아스피린, 칼륨제, 골다공증 치료제인 비스포스포네이트 등이 식도염증을 잘 유발합니다. 그리고 간혹 약을 삼키기 힘들다고 씹어서 복용하거나 가루로 만들어 복용하는 경우가 있는데, 위장관에서 천천히 흡수되도록 만들어놓은 서방형제제의 경우, 씹거나 갈아서 복용하면 흡수가 빨라져 급격하게 약 농도가 높아질 위험이 있습니다. 따라서 서방형제제는 꼭 삼켜서 드셔야 합니다.

4장

이런 행동 괜찮을까?

: 노년을 위협하는 생활 속의 위험

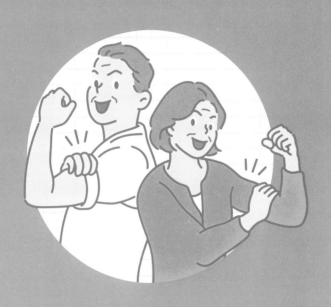

고령운전자, 언제까지 운전할 수 있을까?

78세 차추돌 씨는 며칠 전 있었던 자동차 사고를 생각하면 아직도 등골이 오싹하다. 틀림없이 사거리에서 안전하다고 확인을 하고 비보호 좌회전을 했는데 어디선가 갑자기 차가 나타나서 충돌사고가 날 뻔한 것이다. 요즈음 운전 중에 깜빡 졸기도 하고, 갑자기 앞차가 끼어들거나 급정거를 할 때 브레이크를 제대로 밟지 못해 추돌사고가 날 뻔한 적도 있었다. 주차할 때도 이전과 달리 백미러를 통해 거리를 측정하는 것이 쉽지 않다. 이번 일을 계기로 운전을 그만두어야 하나 생각했지만, 운전을 하지 않으면 여러 가지로 불편할 듯하여 결정을 내리기가 어렵다.

운전면허증을 반납해야 할 때일 수 있다

일본 영화 〈가족은 괴로워2 What a wonderful family2〉는 고령자의 운전과 관련된 가족 구성원의 걱정과 분란(?)을 잘 보여주고 있다. 내용을 간단히 말하자면, 고령인 아버지의 운전을 걱정하는 가족들은 운전면허증을 반납하고 운전을 그만두라고 하지만, 아버지는 연륜이 있어 운전을 더 잘한다고 고집한다. 그러나 접촉사고로 차를 긁고 들어오는 등 크고 작은 사고가 잦아진다.

20년 전 외국 학회에 참가했을 때 고령자 운전과 관련된 발표가 있어 흥미롭게 여겼고, 앞으로 우리나라에도 이런 문제가 생길 수 있지 않을까 생각했다. 최근 우리나라에서도 고령운전자가 일으키는 자동차 사고에 관한 뉴스가 드물지 않게 나오는 것을 보면 이에 대한 제도 마련이 필요한 때인 듯하다.

고령운전자의 운전능력 평가

75세 이상의 고령운전자들이 많은 서구 및 일본에서는 운전과 관련된 필수적인 기능들을 주기적으로 평가하고 있다. 노화에 따른 시력과 청력의 감퇴, 주의집중력, 인지능력, 상황판단력의 저하는 운전 중 발생할 수 있는 돌발 상황에 적절하게 대처할 수 있는 능력에 문제를 초래할 수 있고, 그 결과 어처구니없는 사고로 이어질 수 있다. 따라서 고령자의 경우 단순히 적성검사만으로 운전면허를 연장해주는 것이 아니라, 실제 운전을 할 때 문제가 되는 위험요인은 없는지 체계적으로 평가하는 시스템이 필요하다.

운전을 중단해야 하는 경우

신체건강 측면

• 시력과 청력에 문제가 있는 경우

- 브레이크와 엑셀레이터 페달을 밟는 데 문제가 있는 경우
- 좌우로 고개를 돌려 후방향 주시가 어려운 경우
- 갑작스런 상황에 대처할 수 있는 능력이 떨어지는 경우

인지기능 측면

- 주행이나 주차에 자신감이 떨어진 경우
- 주행 중 집중이 잘되지 않는 경우
- 교차로, 출입구 등에서 혼란을 경험한 경우
- 새로운 지역에서 운전에 어려움을 경험한 경우
- 위험한 상황을 잘 인지하지 못하는 경우

운전능력 측면

- 방향지시등을 적절하게 사용하지 못하는 경우
- 좌우 회전을 올바르게 하지 못하는 경우
- 차선을 잘 유지하지 못하는 경우
- 주차선을 맞추어 주차하는 데 어려움을 경험한 경우
- 주행 중 급정거가 잦은 경우
- 너무 천천히 운전하여 뒷차에서 경적을 자주 울리는 경우
- 신호등을 잘 지키지 못하는 경우

그 외 운전할 때 불안하고 초조하거나 과도하게 흥분하는 경우, 운전 중 주의집중에 문제가 있는 경우, 또는 접촉사고가 자주 발생하는 경우라면 운전을 하는 것은 위험할 수 있다.

운전에 영향을 줄 수 있는 약의 종류

감기약에 포함된 항히스타민제는 졸음을 유발할 수 있다. 항콜린 효과가 있는 약을 복용하면 인지기능 저하, 시력저하 등을 초래할 수 있기 때문에 운전에 나쁜 영향을 미친다. 간혹 수면내시경검사를 하고 난 후 운전을 해서 귀가하려는 노인들이 있는데, 수면내시경 검사 후 깨어났다고 하더라도 외부 변화에 적절하게 반응할 수 있는 능력이 완전히 회복된 상태는 아니기 때문에 운전하는 것은 매우 위험할 수 있다. 당뇨병환자가 경구혈당강하제나 인슐린을 주사하는 경우는 저혈당의 위험이 있다. 따라서 장기간 운전이 예상된다면 저혈당을 예방하기 위해 사탕이나 초콜릿을 가까이에 두고 의심되는 증상이 있을 때 먹을 수 있도록 해야 한다. 수면제, 안정제 등도 다음날 아침까지 영향을 미칠 수 있기 때문에 이른 아침에 운전을 할 예정이라면 복용에 주의가 필요하다.

안전한 운전법

노인들은 차선을 변경하거나 교차로에서 좌회전을 할 때 어려움을 겪을 수 있다. 또한 전방 시야가 좁아지고 다가오는 차량의 속도를 판단하는 것이 쉽지 않다. 특히 날씨가 좋지 않거나 야간에 운전할 때는 더욱 어려움을 겪을 수 있다. 이와 같이 여러 가지 문제가 있을 수 있는데 조금이라도 음주를 하거나 복용하는 약의 효과로 주의집중력이 저하된다면 사고 위험이 더욱 높아진다.

안전한 운전을 위해서는 장거리 운전이나 밤 운전, 과속, 앞차에 바싹 붙기, 음주운전 등 위험한 행동을 피해야 한다. 또한 체력 및 집중력이 떨어질 수 있기 때문에 장거리 운전을 하게 되면 자주 휴식을 취해야 한다. 그리고 위험할 수 있는 고속도로나 헷갈리는 교차로, 혼잡한 도로 등을 피해서 운전하는 것이 좋다. 눈부심이 생길 수 있는 황혼이나 야간에는 운전을 삼가야 한다. 집중을 방해하는 요소를 사전에 방지하는 것은 고령운전자들에게 필수이다. 특히 운전 중 휴대전화 메세지를 확인한다거나 통화를 하는 것은 매우 위험하다. 차 안에서 핸즈프리나 블루투스로 연결해 통화가 가능하더라도 금기이다. 또한 운전 중에 오디오, 실내 온도, 운전석 각도 등 다른 장치를 조절하는 행위나 음식·음료 섭취, 흡연, 지도 읽기, 심지어 다른 탑승객과의 대화도 집중을 방해하고 운전능력을 떨어뜨릴 수 있다는 점을 명심해야 한다.

 DR. KIM 늙어도 늙지 않는 비법

노인들도 사회활동을 위해 운전이 필요할 수는 있겠지만 대중교통이 잘 발달된 우리나라의 경우에는 운전을 하지 않고도 큰 지장 없이 지낼 수 있다는 장점이 있죠. 감각기능, 신체기능, 인지기능이 차츰 떨어질 수밖에 없는 한계를 이해하고 더 이상 운전을 계속하는 것은 위험하다고 생각된다면 운전면허증 반납을 통해 위험요소를 해결하는 것이 좋습니다.

건강한 내 몸을 위한 Q&A

Q 아버님이 계속 운전을 하고 싶어 합니다만 아무래도 걱정이 됩니다. 어떤 문제가 있는 경우 운전을 중단하시라고 말씀드리는 것이 좋을까요?

A 고령운전자와 가족 구성원들은 계속 운전하는 것이 안전한지를 결정할 때 다음 요인들을 검토해야 합니다.

- 운전하는 동안 길을 잃거나 목적지를 찾는 데 어려움을 경험한 적이 있습니까?
- 친지나 가족 구성원이 운전을 걱정하거나 그들이 운전하는 차량에 탑승하는 것을 거부합니까?
- 최근 사고를 가까스로 모면한 경우가 있었습니까?
- 도로 표지판을 보고 반응하는 데 어려움이 있습니까?
- 혼잡한 도로나 교차로에서 좌회전을 할 때 불안합니까?
- 다른 운전자들이 너무 빨리 운전한다고 느낍니까?
- 운전 중 스트레스를 받거나 화를 내는 일이 자주 있습니까?
- 반대 차선 차량의 전조등이나 가로등의 눈부심으로 곤란을 느낍니까?
- 핸들 돌리기, 페달 밟기, 후진 시 어깨 너머로 보기, 커브 피하기, 차선 유지 또는 주차에 문제가 있습니까?
- 때때로 액셀과 브레이크 페달을 헷갈려 합니까?
- 지난 1년 안에 본인의 잘못으로 차량사고가 일어난 적이 있거나, 운전 때문에 경찰이 차를 세운 적이 있습니까?
- 지난 1~2년 내에 낙상한 적이 있습니까?
- 운전할 때 판단력이 느리거나 흐립니까?
- 거울이나 깜박이 사용 또는 반대편 차량의 움직임을 확인하는 것을 잊어버립니까?

노인에게 치명적인 낙상, 어떻게 예방할까?

75세 고연약 씨는 아직도 지난 겨울에 고생한 것을 생각하면 끔찍하다. 연일 강추위가 지속되고 눈도 많이 와서 밖에 나가면 넘어질까 두려워 외출을 피하고 집에서만 지냈다. 낮에 특별한 일 없이 낮잠을 자서 그런지 밤에 잠들기가 힘들고 또 자주 깨서 밤을 꼬박 새우는 일이 많아졌다. 그래서 수면제를 한 알 먹고 잠을 청했는데, 이후 화장실에서 쓰러진 채로 발견되어 병원에서 고관절골절 수술을 받았다. 새벽에 화장실에 간 것까지는 기억이 나지만 그 다음은 전혀 기억에 없다. 수술 후에도 재활치료까지 받고 겨우 일어설 수 있게 되었지만 또 넘어질까 봐 걱정되고 일어서서 걷기가 두렵다.

낙상은 노년생활의 가장 큰 위험요인이다

걷다가 넘어지는 것은 노인만의 문제는 아니다. 걸음마를 배우는 아이들이 노인보다 더 많이 넘어진다. 그러나 소아과에서는 낙상을 중요하게 생각하지 않지만, 노인의 경우에는 중요한 의학적인 문제가 된다. 노인의 낙상은 척추골절, 고관절골절, 경막하출혈硬膜下出血(외상에 의하여 뇌 경막 아래의 공간에 급성출혈이 발생하여 뇌를 압박하고 있는 상태) 등의 중증의 손상을 입힐 뿐 아니라 그 후유증이 삶의 질에도 계속 영향을 미치기 때문이다.

미국에서는 65세 이상 노인들의 약 1/3이 매년 한 번 이상 낙상을 경험하는데, 낙상환자 중 10퍼센트는 골절, 뇌 손상 등의 심각한 손상을 동반하며, 낙상을 경험했던 환자 중 50퍼센트는 반복적으로 낙상을 경험한다고 한다. 낙상을 경험한 노인은 낙상에 대한 두려움으로 보행이나 외출을 피하게 되어 차츰 운동능력이 줄어들고 보행에 어려움을 겪게 된다. 따라서 특히 노쇠한 노인이라면 낙상이 발생하지 않도록 조심할 필요가 있다.

낙상을 유발하는 요인 중에는 예방이 가능한 것들이 많다. 그런데 일반인뿐만 아니라 의료인 중에서도 낙상의 중요성을 잘 몰라서 낙상 후 응급실을 방문해도 골절이나 출혈이 있는지 정도만 확인하고 근본적인 원인에 대해서는 관심을 가지지 않는 경우가 많다. 낙상의 위험요인으로는 무엇이 있을까?

낙상의 위험요인

낙상의 위험요인은 노인이 가진 내부 위험요인과 환경적인 외부 위험요인으로 나눌 수 있다. 내부 위험요인으로는 파킨슨병, 심혈관질환, 당뇨병 등의 신체질환과 이들 질환을 치료하기 위해 사용하는 약, 노화로 인한 근력저하, 균형감각 이상, 시력·청력 등의 감각기능 이상 등이 있다. 외부 위험요인으로는 가파른 계단, 어두운 조명, 높은 문턱, 미끄러운 바닥 등이 있다.

낙상 예방법

낙상의 내부 위험요인을 해결하기 위해서는 낙상의 원인이 될 수 있는 질환의 치료가 충분하게 잘되고 있는지 또는 부적절하게 약을 복용하고 있는 것은 아닌지 확인해야 한다. 파킨슨병의 경우 기립성 저혈압, 보행장애, 균형유지의 어려움 등으로 인해 낙상의 위험성이 매우 높다. 기립성 저혈압이 동반된 경우 이를 유발하는 약을 중단하고, 필요하다면 기립성 저혈압을 예방하는 약을 같이 사용해야 하기 때문에 앉았다 일어설 때 어지럼증을 느끼거나 쓰러질 뻔한 적이 있다면 이에 대한 치료를 꼭 받아야 한다.

또한 부정맥이나 심뇌혈관질환이 있는 경우 적절한 인공심박기 치료나 혈관협착에 대한 시술을 통해 실신을 예방할 수 있다. 우울증, 전립선 비대증, 불면증, 당뇨병 등의 질환으로 치료 중이라면 치료약의 부작용으로 낙상이 발생할 수 있다. 따라서 위의 질환으로 치료 중인데 낙상을 경험했다면 반드시 담당의사에게 복용하는 약 중에서 원인이 될 만한 약이 포함되어 있지는 않은지 확인해야 한다.

특별한 원인은 없지만 노화로 인한 근력 및 균형능력 저하, 또는 보행장애로 인해 낙상이 발생할 위험이 높다면 운동을 통해 낙상의 위험성을 낮출 수 있다.

낙상의 외부 위험요인을 해결하는 방법으로는 미끄러지기 쉬운 깔개 치우기, 걸려 넘어지기 쉬운 전선이나 문턱이 있는지 확인하여 제거하기, 욕실·화장실 바닥에 미끄럼 방지 스티커나 매트 깔기, 화장실 좌변기 옆에 손잡이를 설치하여 앉았다 일어설 때 사용할 수 있도록 하기, 침실에 적절한 조명 설치하기, 침대를 이용할 경우 앉았을 때 다리가 땅에 닿을 수 있도록 매트리스의 높이를 낮추기 등이 있다. 독거 노인이라면 낙상이 발생했을 때 도움을 요청할 수 있는 비상벨을 설치해야 한다.

DR. KIM 늙어도 늙지 않는 비법

낙상은 골절을 유발하여 노인을 드러눕게 만드는 원인이 될 수 있습니다. 낙상의 위험요인을 잘 관리하면 낙상의 위험성을 낮출 수 있습니다. 고령의 노인이 거주하는 환경을 잘 살펴보고, 질환이 잘 치료되고 있는지, 치료약은 문제가 없는지 확인하여 적절한 예방조치를 취할 수 있습니다. 낙상으로 고관절골절이 발생하면 이후 노년의 삶은 의존적으로 될 수밖에 없다는 점을 고려할 때 낙상을 예방하는 것이 얼마나 중요한지 알 수 있겠죠?

건강한 내 몸을 위한 Q&A

Q 기립성 저혈압이 있어서 앉았다 일어서면 머리가 '핑' 도는 듯한 어지럼증을 느낍니다. 어떤 점을 주의해야 하나요?

A 기립성 저혈압은 앉았다 일어설 때 어지럼증, 시야흐림 등이 나타나며 혈압이 떨어지는 것을 말합니다. 앉아 있다가 일어서면 혈압이 떨어졌다가, 심장박동수가 증가하고 혈관이 수축되어 다시 혈압이 오르는 것이 정상입니다. 하지만 노화로 인해 이러한 반응이 적절하게 나타나지 않으면 기립성 저혈압이 발생하는데, 노인에게는 낙상이나 골절 등의 사고로 이어질 수 있기 때문에 특히 조심해야 합니다.

따라서 기립성 저혈압을 유발하는 약(이뇨제, 전립선비대증 치료제 등)을 복용하고 있지는 않는지 확인이 필요하고, 가능하면 이러한 부작용이 적은 다른 약으로 변경해야 합니다. 또한 갑자기 일어서면 혈압이 떨어지기 때문에 일어서기 전에 다리를 꼬거나 쭉 뻗어 하체근육에 힘을 준 후 천천히 일어서면 도움이 됩니다. 일어날 때도 주위의 의자나 벽 등을 지지하여 1~2초 정도 서 있다가 걷기 시작하는 것이 안전합니다.

Q 집 안에서 낙상을 예방하기 위해 확인해야 할 환경적인 위험요인들로 무엇이 있나요?

A 낙상은 실외보다는 실내에서 더욱 흔하게 발생합니다. 낙상의 위험을 줄이기 위해 아래와 같은 내용을 확인한 후 문제가 있으면 조치가 필요합니다.

- 잠잘 때 이외에도 바닥에 이불이 늘 깔려 있지 않습니까?
- 침대에 걸터앉았을 때 바닥에 발이 닿습니까?
- 밤에 화장실 갈 때 손 닿는 곳에 전등이나 전기스위치가 있습니까?
- 욕조, 화장실 바닥에 미끄럼 방지 처리가 되어 있습니까?
- 변기나 욕조에서 일어설 때 쉽게 잡을 수 있는 곳에 손잡이가 설치되어 있습니까?
- 욕실 입구 깔개는 미끄러지지 않도록 고정되어 있습니까?
- 욕실에서 신는 슬리퍼는 미끄럽지 않습니까?
- 거실 바닥에 손주들의 장난감이 자주 흩어져 있는 편입니까?
- 선풍기의 전선 등이 바닥에 길게 늘어져 있지 않습니까?
- 자주 쓰는 물건을 높은 곳에 보관하고 있어 의자를 딛고 올라가야 합니까?
- 문턱이 튀어나와 있어 넘어질 위험이 있습니까?
- 창에 블라인드나 커튼을 쳐서 눈부심을 피할 수 있게 되어 있습니까?

날씨가 안 좋으면
집에만 있어야 할까?

63세 김대기 씨는 최근 미세먼지가 심하다고 하여 야외활동을 줄이다 보니 갑갑하다. 아침에 공원에서 한 시간 정도 가볍게 조깅을 하고 상쾌한 마음으로 하루를 시작했는데, 자식들이 밖에서 운동하지 말고 가급적 실내에서 지내라고 하여 일주일 정도 집안에만 박혀 있다 보니 영 몸이 찌뿌둥하다. 미세먼지가 심해도 마스크를 쓰고 다니면 괜찮지 않을까 생각했는데, 워낙 공기오염이 심하다고들 하니 실외활동을 하는 것도 걱정이 된다. 그래도 나같이 호흡기질환이 없는 건강한 사람들은 괜찮지 않을까?

추위·더위·미세먼지, 가급적 피하는 것이 좋다

매년 여름은 점점 더 더워지고, 겨울은 더 추워지는 듯하다. 이 모든 것이 지구 온난화 때문이라고 하는데, 여름의 무더위와 겨울의 강추위를 이겨내는 것은 아무래도 젊은이보다 노인에게 더욱 힘들 것이다. 또한 매년 겨울과 초봄이면 어김없이 찾아오는 미세먼지는 외출을 힘들게 하고 심혈관질환, 호흡기질환을 가진 노인의 건강을 위협하고 있다. 계절의 변화에 잘 적응하고 건강을 지키기 위한 방법은 무엇일까?

무더운 여름을 이겨내는 비법

기록적인 무더위가 기승을 떨치는 여름철이면 빠짐없이 나오는 뉴스 중 하나가 무더운 여름날 땡볕에서 밭일하시던 고령의 어르신이 열사병으로 사망했다는 안 좋은 소식일 것이다. 노인은 왜 혹서기에 취약한 것일까? 우리 몸은 외부환경의 변화에도 일정한 체온을 유지하기 위한 항상성 유지 시스템이 가동 중이다. 더운 여름철에는 땀을 배출하여 체온을 유지하고자 하기 때문에 말초 혈관은 확장되고 근육은 이완된다. 만약 이러한 보상작용이 적절하지 못하거나 아주 심한 고온다습한 환경에 장기간 노출되면 온열질환이 발생하게 된다.

온열질환은 열경련, 열실신, 열탈진, 열사병을 일컫는다. 열경련은 고온에서 수분과 전해질 소실로 인해 근육경련이 발생하고 통증이 나타난 상태이고, 열실신은 고온에서 오랜 시간 작업하거나 서 있을 때 혈액순환장애로 어지럼증을 느끼는 경우이다. 열탈진은 극심한 고온다습한 환경에서 일하거나 두꺼운 옷을 입고 작업하는 사람에게서 관찰되며 주요 장기로의 혈액순환장애가 나타나기 시작하는 단계로 피부가 차고 축축해지며 두통, 메스꺼움, 현기증, 무력감 등의 증상이 나타난다. 열사병은 고온에 장기간 노출되어 체온조절 중추의 기능이상을 초래하여 체온이 과도하게 상승하는 질환이다. 열탈진까지의 단계에서는 고온환경을 피해 서늘한 그늘에서 휴식을 취하며 충분한 수분과 전해질 공급이 되면 회복할 수 있지만, 열사병으로 진행되면 위중한 상태에 처한다. 열사병은 중심체온이 40도 이상이 되며 땀을 흘리지 못해 체온을 낮출 수 있는 보상작용을 기대할 수 없고, 중추신경계 손상으로 치명적일 수 있기 때문에 응급진료가 필요하다.

이러한 온열질환을 예방하기 위해서는 가급적 기온이 높은 날, 특히 정오부터 오후 3~4시까지는 실외활동을 피해야 하며, 외부활동을 해야 하는 경우라면 가볍고 통풍이 잘 되는 밝은색의 옷을 입고, 챙이 넓은 모자를 쓰는 것이 좋다. 또한 충분한 물과 전해질 보충이 가능한 음료를 챙겨 나가야 한다.

추운 겨울에 조심해야 하는 심혈관질환

겨울에는 급성심근경색이나 뇌경색과 같은 심뇌혈관질환 발생위험이 높아진다. 또한 여름철에 비해 혈압도 올라간다. 특히 추운 겨울날 외출하면 급격한 기온변화로 인해 혈관이 수축할 수 있기 때문에 이른 새벽에는 외출하지 않는 것이 좋다. 외출을 꼭 해야 한다면 가능한 외부에 노출되는 부위를 줄이기 위해 모자, 목도리, 마스크, 장갑 등을 챙겨 나가야 한다. 겨울철에는 빙판이나 녹지 않은 눈으로 인해 거리가 미끄러울 수 있으니 가능한 그늘진 곳은 피하고, 바닥이 미끄럽지 않은 편한 운동화를 착용하는 것이 좋다.

미세먼지가 건강에 미치는 영향

2015년 영국의 과학 학술지 《네이처Nature》에 발표된 논문에 따르면 주로 초미세먼지(PM2.5)에 의한 공기오염으로 매년 전 세계적으로 330만 명이 조기사망하며, 2050년이 되면 미세먼지에 의한 조기사망자가 두 배 이상 증가할 것이라고 한다. 미세먼지 입자에는 금속, 질산염, 황산염 등 우리 몸에 해로운 물질들이 포함되어 있다. 이 물질들은 기관지를 거쳐 폐에 흡착돼 호흡기질환을 일으킬 수 있다. 또한 초미세먼지는 혈관으로 흡수돼 염증반응을 초래하고, 뇌졸중, 심장질환 등을 유발하거나 악화시킨다. 초미세먼지 농도가 높으면 고혈압 및 뇌졸중 발생위험이 증가하는 것으로 밝혀졌고 특히 HDL 콜레스테롤 수치를 낮춰 장기적으로 심혈관질환의 발생위험도 증가한다고 한다. 최근에는 미세먼지가 치매, 암, 대사질환 등의 발생위험을 높인다는 연구 결과도 발표되고 있다. 중국에서 수행된 연구결과에 따르면 과일과 채소를 많이 섭취하면 미세먼지 농도 증가에 의한 고혈압 및 뇌졸중 발생위험이 줄어든다고 한다. 미세먼지 농도가 높은 날 신체활동을 많이 하면 호흡기 및 심혈관질환의 발생위험이 증가하기 때문에 해당 질환이 없는 노인이라도 야외에서 운동하는 것은 피해야 한다.

DR. KIM 늙어도 늙지 않는 비법

외부환경의 변화는 건강과 밀접한 관련이 있습니다. 최근에는 온도변화가 점차 심해지고 있어 이에 대한 대비가 필요합니다. 극심한 더위, 추위 그리고 미세먼지가 기승을 부리는 날에는 가급적 외부활동을 줄이고 실내에서 지내는 것이 안전합니다.

건강한 내 몸을 위한 **Q**&**A**

Q 겨울철만 되면 혈압이 더 올라가는 것 같습니다. 실제로 혈압과 외부 온도가 관련되어 있나요?

A 혈압은 외부환경 변화와 신체적, 심리적 상태에 따라 많은 영향을 받습니다. 특히 추운 겨울철에는 혈압이 올라가고, 이러한 변화는 젊은 성인에 비해 65세 이상의 노인에게서 더욱 두드러집니다. 겨울철에 혈압이 높은 것은 심뇌혈관질환이 겨울철에 많이 발생하는 것과도 관련이 있다고 알려져 있습니다. 또한 겨울 동안에는 실외활동이나 운동을 하기 힘들기 때문에 운동부족과 체중증가로 인해 혈압이 더 올라갈 수도 있습니다. 이런 변화로 인해 여름철에는 잘 조절되던 고혈압도 겨울철이 되면 불안정해지고, 혈압약을 추가로 복용해야 하는 경우도 있습니다.

Q 더운 여름철에 계속 에어컨을 틀어놓고 있으니 왠지 감기도 아닌데 온몸에 몸살기운이 있고 관절이 무겁게 느껴집니다. 어떻게 해야 하나요?

A 우리나라의 요즈음 여름 날씨는 아열대 기후라 할 수 있을 정도로 고온다습합니다. 그래서 에어컨이 가동 중인 실내에서 생활하는 경우가 많고, 밤에도 계속해서 에어컨을 켜 놓기도 합니다. 하지만 이 경우 흔히 '냉방병'이라고 알려진 현상이 나타날 수 있어 에어컨을 계속 가동하기보다는 중간중간에 끄고, 실내를 환기시켜 주어야 합니다. 또한 지나친 냉방을 피하고 적정한 온도와 습도를 유지하는 것이 좋습니다.

Q 미세먼지로 인해 초래될 수 있는 건강문제는 무엇이 있나요?

A 미세먼지, 특히 초미세먼지에 노출되면 기존의 천식이나 만성 폐질환이 악화될 수 있고, 기관지 과민성이 증가되고 호흡기 감염에 더욱 취약해져 폐렴의 발생위험이 높아집니다. 또한 장기간 노출되었을 경우 폐암의 발생위험이 높아집니다. 한편 초미세먼지는 혈관 내로 침투하여 염증반응, 산화스트레스 등을 유발함으로써 협심증, 심근경색, 뇌경색, 심방세동, 심부전 등의 심뇌혈관질환을 악화시킬 수 있습니다. 특히 노인은 미세먼지에 취약하기 때문에 미세먼지의 위험성에 대한 경각심을 가져야 합니다.

평소에 잘하던
집안일이 어려워졌는데
괜찮을까?

65세 엄마손 씨는 최근 들어 집에서 식사를 준비하는 데 어려움을 겪고 있다. 남편과 둘이 집에 있는 시간이 많다 보니 끼니는 챙겨 먹어야 하는데, 예전보다 음식 간도 맞추기 힘들어 음식을 짜게 만들거나, 식사 준비를 하다가 전화라도 오면 불에 올려놓은 냄비를 깜빡해서 다 태운 적도 있다. 그러다 보니 최근에는 식사 챙겨 먹는 것도 귀찮고, 의욕도 나지 않아 그냥 냉동식품을 전자레인지에 데워 먹거나, 라면으로 끼니를 때운다. 예전에는 요리를 잘한다고 칭찬도 많이 들었는데, 나이가 드니 모든 것이 귀찮고 간단한 집안일도 잘되지 않는 것 같아 우울하다.

집안일은 노화와 질병상태를 가늠하는 척도다

아직 의사소통이 어려운 영유아를 진료하는 것과 노인들을 진료하는 것에 공통점이 있다. 바로 기능의 변화를 보고 건강상태나 질병 여부를 찾아낼 수 있다는 것이다. 무슨 뜻인가 하면, 갓난아이가 잠도 잘 자고 젖도 잘 빨고 대소변을 보는 데 문제가 없다면 일단 아이는 건강한 상태이다. 그런데 밤새 자지 않고 먹으려 하지도 않으면서 계속 울기만 한다면 뭔가 문제가 있다고 할 수 있다. 마찬가지로 노인들이 집에서 혼자 목욕하고 청소하고 식사 준비를 할 수 있다면 일단은 크게 걱정하지 않아도 된다. 하지만 이전에는 문제없었던 식사 준비가 서툴고, 약 복용하는 것도 자꾸 깜빡깜빡 잊는다면 무언가 문제가 있다고 볼 수 있다. 그렇다면 노인이 집 안에서 수행하는 능력의 변화로 어떤 문제를 알 수 있을까?

식사하기

나이가 들면 음식을 잘 씹어 넘기는 것이 어려워진다. 노인에게 흔히 발생하는 연하곤란은 음식을 삼키는 기능에 장애가 생겨 먹는 데 어려움을 겪는 상태이다. 연하곤란은 흡인성폐렴(기관지나 폐로 이물질이 들어가면서 생기는 폐렴), 영양장애, 탈수, 체중감소 및 기도 폐색氣道閉塞을 일으킬 수 있어 건강에 심각한 위협이 될 수 있다. 연하곤란은 뇌졸중, 파킨슨병 등의 신경학적 문제로 발생하기도 하고, 노화로 인해 근육의 기능에 장애가 생기거나 삼킴 과정이 정상적으로 조절되지 않아 발생하기도 한다. 연하곤란은 식사 도중 음식물을 흘리거나 기침을 하는 경우, 식사 후 목소리가 변하는 경우, 그리고 이유 없이 체중이 감소하는 경우 의심할 수 있다.

한편 노인은 식욕이 떨어져 제때 음식을 섭취하지 않는 경우가 생길 수 있는데, 우울증이 동반되면 이러한 식욕저하 증상이 더욱 심해진다. 갑자기 식욕저하 증상이 나타난 경우는 복용 중인 약이 원인일 수 있기 때문에, 추가되거나 변경된 약 중에 식욕저하를 유발하는 약이 있는 것은 아닌지 확인해야 한다.

식사 준비하기

노인이 가족 없이 혼자 살거나 노인들끼리만 생활하는 경우에는 매끼 식사를 준비해서 먹는 것이 쉽지 않다. 만약 식사를 하지 않는다면 식사를 준비하는 과정에 어려움을 느끼는 것은 아닌지 확인해볼 필요가 있다. 이전에는 문제가 없었던 식사 준비 과정에 어려움을 겪는다면 기억력 및 계획하고 실행하는 인지기능에 문제가 있거나 시력이나 손가락 관절의 문제일 수 있기 때문에 확인해야 한다.

목욕하기

노인이 혼자 목욕을 하는 것은 쉽지 않다. 특히 욕실에서 미끄러져 낙상을 경험할 수 있기 때문에 주의가 필요하다. 노인들은 근골격계질환으로 혼자서 몸을 잘 닦기 어렵고, 시력저하로 목욕 중에 여러 가지 안전사고가 발생할 위험이 있다. 따라서 노인들이 안전하게 목욕할 수 있도록 미끄럼 방지 타일이나 매트를 깔고, 앉아서 목욕할 수 있는 목욕의자를 구비해야 한다.

전자기기 사용

최근에는 스마트폰이나 컴퓨터 등의 전자기기를 사용하는 노인들이 많다. 새로운 기기를 사용하는 것은 인지기능을 자극하는 효과가 있고, 사회적 유대관계를 유지하는 데 도움이 될 수 있어 적극적으로 권장하는 것이 좋다. 그런데 이전까지 전자기기를 사용하는 데 문제가 없던 노인이 갑자기 어려움을 겪는다면 인지기능의 변화를 의심할 수 있다. 따라서 '기기가 복잡해졌으니 그렇겠지'라고 가볍게 넘기지 말고 다른 변화는 없는지 살펴보아야 한다.

약 복용

고혈압, 당뇨병, 고지질혈증 등의 만성질환으로 정기적인 투약을 받는 노인들이 많다. 매일 약을 복용해야 하지만 규칙적으로 시간에 맞추어 복용하는 것이 쉽지만은 않다. 매일 같은 시간에 약을 챙겨 먹는 것은 기억력, 실행능력, 삼킴능력 등 여러 기능들을 잘 유지해야만 가능한 일이기 때문이다. 노인이 복용해야 하는 약을 제대로 복용하지 못해서 약이 많이 남았다거나, 오히려 약이 부족할 경우에는 인지기능의 변화, 우울증 등의 정서변화를 확인할 필요가 있다.

집안 청소

외국의 경우에는 정원 관리, 집안 청소 등의 집안일을 남녀가 모두 하기 때문에 이러한 기능 수행능력의 변화로 노인의 건강상태를 평가할 수 있다. 하지만 우리나라의 경우 노인남성들은 원래 집안일을 하지 않는 경우가 많아 상태의 변화를 알아내기 어려울 수 있다. 원래 성격이 꼼꼼해서 정리를 잘하던 분이 갑자기 집 안을 어질러 놓는다든지, 빨래를 제대로 하지 않고 방치하는 일이 많아진다면 무슨 문제가 생긴 것은 아닌지 확인해야 한다.

DR. KIM 늙어도 늙지 않는 비법

평소에는 식사도 잘하고 집안일도 잘했는데, 식사를 거르거나 집안일을 하지 않는다면 대수롭지 않게 넘어가기도 하죠. 그런데 일상에서 나타나는 이러한 작은 변화도 민감하게 받아들이면, 비싼 건강검진에서도 찾아내지 못한 질환을 발견하는 데 도움이 될 수 있습니다. 일상생활에서 수행 능력에 변화가 나타났다면 다른 문제가 있는 것은 아닌지 주의 깊게 살펴보기 바랍니다.

건강한 내 몸을 위한 Q&A

Q 아버님이 파킨슨병으로 치료 중인데 흡인성폐렴이 반복됩니다. 어떻게 해야 하나요?

A 흡인성폐렴은 기관지나 폐로 이물질이 들어가 생기는 폐렴으로, 삼킴장애로 인해 음식물을 식도로 넘기지 못하고 기도로 잘못 보내 생깁니다. 치매를 동반한 환자들은 음식물을 삼킬 수 있게 준비하는 과정인 구강기口腔期에 문제가 있어 음식물을 잘 씹어 넘기지 못하지만, 인지기능이 개선되거나 재활치료를 하면 삼킴기능도 호전될 수 있습니다. 하지만 파킨슨병이나 뇌졸중 후유증으로 음식물을 후두-기도 쪽으로 넘어가지 않도록 보호하면서 인두-식도 쪽으로 넘기는 인두기咽頭期에 문제가 있는 경우 재활작업 치료를 통해 개선될 수 있는 여지가 많지 않아, 반복적인 흡인성폐렴을 겪게 됩니다. 따라서 삼킴기능을 평가할 수 있는 비디오 투시 연하 검사를 시행해보고 인두기의 문제로 삼킴 과정에 문제가 있다면, 경관 등을 통한 식이 제공을 고려해보는 것이 좋습니다.

Q 일정 시간에 잊지 않고 약을 복용하는 좋은 방법이 있을까요?

A 매일 일정한 시간에 정해진 약을 제대로 복용하기는 쉽지 않습니다. 특히 복용해야 하는 약이 많은 노인의 경우 약 복용에 많은 어려움을 겪을 수밖에 없습니다. 그럴 땐 요일별로 칸이 나눠진 트레이에 하루에 복용해야 할 약을 시간대에 따라 미리 넣어 놓는다면 도움을 받을 수 있습니다. 트레이가 없다면 하루에 복용해야 하는 약을 약봉투에 요일별로 포장해서 복용하는 것이 약병에서 꺼내 복용하는 방법보다 효과적입니다.

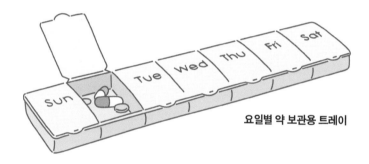

요일별 약 보관용 트레이

사우나는
건강에 좋을까?

72세 전신욕 씨는 스트레스가 쌓이거나 기분전환이 필요할 때 찜질방을 자주 찾는다. 사우나에서 땀을 쫙 빼거나 따뜻한 물에 몸을 담그고 나와 때를 밀고 나면 피부도 깨끗해지고 혈액순환에도 도움이 되는 것 같아 기분이 상쾌해지기 때문이다. 그런데 얼마 전에 목욕탕에서 나오다가 갑자기 핑 도는 듯한 어지럼증을 느꼈다. 자식들에게 말하니 목욕탕에 가지 말라고 하는데, 좋아하는 것을 포기하자니 영 내키지 않는다. 하지만 한편으로는 목욕탕에서 갑자기 쓰러져 깨어나지 못한 사람이 있다는 이야기를 들은 적이 있어 걱정이 된다. 어떻게 하면 목욕탕과 사우나를 건강하게 즐길 수 있을까?

사우나는 건강에 좋지만
주의사항을 지키지 않으면 위험할 수 있다

노인 중에는 목욕탕이나 사우나에서 땀을 쫙 빼는 것을 좋아하는 분들이 많다. 하지만 몇몇 유명인이나 주위사람들이 목욕 도중 갑자기 실신하거나 급사했다는 소식을 들을 때면 목욕탕과 사우나 이용이 건강에 좋은 것인지 궁금해질 것이다. 답변을 하면, 적정한 온도에서 적당한 시간 동안 한다면 혈액순환 및 심혈관질환에 도움이 될 수 있다. 그렇다면 목욕탕과 사우나 이용 중 주의해야 할 점은 무엇일까?

사우나 중 갑자기 쓰러지는 이유

심혈관질환으로 치료 중에 있거나 고혈압환자인 경우에는 목욕탕이나 사우나를 조심해야 한다. 그 이유는 탈수 및 과도한 혈관확장이 유발될 수 있고, 이는 심혈관질환자에게 저혈압 또는 실신의 위험을 증가시킬 수 있기 때문이다. 또한 탈수가 되면 혈전의 생성위험이 높아진다. 따라서 죽상동맥경화로 혈관의 협착이 있는 노인환자는 혈전에 의해 심근경색 또는 뇌경색의 발생위험이 높아질 수 있다는 점이 문제이다.

따라서 과도하게 땀을 쫙 빼는 것은 건강에 큰 도움이 되지 않고 적정한 온도와 시간을 지키는 것이 중요하다. 특히 운동 후(땀을 많이 흘린 후)에 사우나 또는 온탕에 오랫동안 머무는 것은 탈수위험을 더욱 높이기 때문에 피해야 한다. 또한 사우나 혹은 목욕탕에 오래 앉아 있다가 일어설 때는 기립성 혈압저하가 발생할 수 있기 때문에 갑자기 일어서지 말고, 서서히 일어서면서 주위에 있는 문턱, 의자 등을 짚고 일어서는 것이 안전하다.

때를 미는 것은 건강에 도움이 되나요?

겨울철이 되면 피부 가려움증을 호소하는 노인이 많다. 특히 가려움증은 긁으면 긁을수록 더 심해지고, 간혹 붉은 반점이나 비늘처럼 표면이 거칠어지기 때문에 어떤 피부질환인지 궁금해하는 분들이 많다. 그런데 원인은 의외로 피부건조증인 경우가 가장 흔하다. 피부건조증 치료를 위해서는 각질층의 수분 손실을 최소화하면서 각질층에 수분을 공급하고 유지시켜야 하는데 샤워나 목욕은 자연 보습인자, 각질층의 지질, 피지 등을 씻어 내어 피부를 더 건조하게 만든다. 그리고 때를 밀어 억지로 각질층을 제거하면 피부건조증이 더 악화될 수 있다. 따라서 목욕을 할 때는 너무 뜨거운 온도로 샤워하지 않도록 하며, 과도한 세정과 비누 사용을 줄이고 목욕 후 바로 충분한 보습제를 사용하는 것이 중요하다. 그리고 때는 밀지 않는 것이 좋다.

DR. KIM 늙어도 늙지 않는 비법

목욕탕과 사우나는 기분전환 및 심혈관질환 예방에 도움이 될 수 있지만, 이미 심혈관질환을 앓고 있는 노인에게는 과도한 탈수를 유발할 정도의 이용은 위험할 수 있습니다. 따라서 너무 뜨겁지 않은 온도에서 20분 이내로 즐기는 게 좋고, 질환이 있다면 목욕탕과 사우나는 추천하지 않습니다.

건강한 내 몸을 위한 Q&A

Q 목욕탕에 가면 뜨거운 열탕과 냉탕에 번갈아 들어가는 것을 좋아합니다. 건강에는 어떨까요?

A 뜨거운 열탕에 들어가 앉아 있으면 혈관이 확장되고 혈압이 떨어집니다. 특히 운동을 하면서 땀을 많이 흘린 후 열탕 속에 몸을 담그면 이러한 변화는 더 심해지는데, 이때 열탕에서 갑자기 일어서면 혈압이 떨어질 수 있으므로 주의해야 합니다. 또한 열탕과 냉탕을 번갈아 들어가면 혈관이 확장되어 있다가 갑자기 수축되면서 심장에 부담을 줄 수 있어 조심해야 하며 특히 탈수가 된 상황(운동 후, 더운 여름철 등)에는 각별한 주의가 필요합니다.

Q 겨울철에도 냉수목욕을 하면 면역력이 향상되어 감기에 걸리지 않는다고 하는데 사실인가요?

A 몸의 면역력이나 적응력을 높이기 위해 일부러 극한 상황에 자신을 노출시키는 분들이 있습니다. 겨울철에도 냉수목욕을 하거나 일부러 운동을 하면서 물을 먹지 않는 경우도 있는 듯합니다. 하지만 이러한 노력으로 몸이 더 건강해지지는 않습니다. 오히려 부작용이 나타날 위험성이 더 크니 적당한 온도로 목욕을 하는 게 좋습니다.

노년 건강을 지키는
119

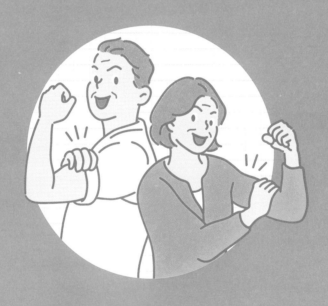

응급상황 대처법

노인과 같이 생활하다 보면 응급상황이 발생하는 경우가 많다. 갑자기 의식을 잃거나 엉뚱한 말을 할 때, 호흡곤란이나 흉통을 호소할 때 어떻게 대처해야 할지 잘 모르는 가족들이 많다. 또한 노인이 집에서 낙상을 겪거나 소변량이 줄었다고 말할 때 병원에 가야 할지, 아니면 그냥 지켜보아도 괜찮은지 확신이 서지 않는 경우도 있다. 간혹 증상이 생기고 한참이 지난 후에 병원을 방문해서 상태가 위중해지거나, 반대로 꼭 병원에 방문하지 않아도 되는데 걱정과 우려 때문에 응급실을 방문해서 많은 시간과 비용을 쓰는 경우가 생기기도 한다. 집에서 갑자기 발생한 응급상황의 원인과 대처방법에 대해 알아보자.

갑작스럽게 의식변화가 생긴 경우

의식의 변화가 생겼다면 뇌졸중 등의 신경학적 문제일 거라 생각할 수 있지만 의외로 다른 원인에 의한 경우가 드물지 않다. 먼저 당뇨병으로 치료 중인 환자가 의식저하 또는 행동·인지 변화(엉뚱한 말, 기억력저하 등)를 보이는 경우 우선 혈당을 체크해야 한다. 저혈당($70mg/dL$미만)이 확인되었거나 혈당을 측정하기 어려운 상황이라면 우선 사탕, 주스 등을 복용한 후 증상의 변화를 관찰하는 것도 좋은 방법이다. 하지만 의식이 전혀 없는 혼수상태인데 무리해서 입으로 주스 등을 마시게 하면 사레가 들릴 수 있어 위험하다.

갑자기 엉뚱한 소리를 하거나 사리에 맞지 않는 행동을 한다면 최근 새롭게 투약하거나, 변경한 약의 부작용일 가능성이 있다. 항콜린성약, 수면제, 안정제 등의 약이 이러한 부작용을 유발할 수 있다. 차멀미 예방약으로 알려진 '귀미테'는 대표적인 항콜린성약인데, 간혹 이 약 때문에 장거리 여행 후 갑자기 엉뚱한 행동을 하면서 어지럼증, 시력저하, 인지기능 저하 등을 호소하기도 한다. 대부분 시간이 지나면서 회복되는데 원인이 되는 약을 계속 복용하면 증상이 지속되거나 의식이 없는 상태에서 낙상이 발생할 수 있어 약을 중단하는 것이 매우 중요하다.

의식이 없는 경우(대화가 불가능하고, 통증에 대한 반응이 없는 경우)라면 빨리 응급실을 방문해야 한다. 간혹 의식이 없는 환자에게 우황청심환을 먹이는 경우가 있는데 이 경우 물과 약이 기도로 넘어가면 질식을 유발하거나 흡인성폐렴의 원인이 되기 때문에 주의해야 한다.

> 의식변화로 응급진료가 필요한 경우
> • 갑자기 발생한 경우
> • 최근 복용하는 약이 변경된 경우
> • 성격변화 또는 팔다리의 힘이 빠지는 증상이 동반된 경우
> • 최근 머리에 외상을 입은 경우
> • 자신이나 다른 사람을 해치려는 행동을 하는 경우

흉통을 호소할 때

협심증 또는 허혈성 심질환으로 치료 중인 환자라면 우선 니트로글리세린을 혀 밑에 넣고 녹여 반응을 보아야 한다. 5분 이내에 흉통이 완전히 호전되지 않는다면 다시 한 알을 더 투여할 수 있다. 5분 간격으로 총 3알까지 사용할 수 있고, 이후에도 흉통이 지속된다면 응급진료가 필요하다. 매우 심한 흉통이 갑자기 발생하고 호흡곤란, 실신이 동반되었다면 허혈성 심질환, 폐색전, 기흉 등 위중한 질환의 가능성이 높아 즉시 응급실을 방문해야 한다. 흉통의 양상이 콕콕 찌르는 듯하거나 늑골을 만질 때 더 아픈 경우, 흉통이 수 초 정도만 지속된다면 문제가 되는 증상은 아니기 때문에 굳이 응급진료가 필요하지는 않다.

열이 날 때

발열이 있으면 폐렴, 요로감염, 담낭염 등 여러 가지 감염증이나 패혈증의 가능성이 있기 때문에 주의가 필요하다. 열감만 있는 경우이거나 식은땀이 나는 것만으로는 크게 염려할 필요는 없다. 하지만 오한이 동반되거나 의식저하가 있다면 위중한 감염증일 가능성이 높아 응급진료가 필요하다.

일반적으로 발열이라고 하면 체온이 오전 37.3℃ 이상 또는 오후 37.8℃ 이상인 경우로 정의한다. 하지만 고령자는 기저 체온이 낮기 때문에 위의 기준에 해당되지

않아도 발열일 수 있어 주의가 필요하다. 발열이 있는 경우 수분요구량이 증가되기 때문에 충분한 수분섭취가 이루어져야 하며, 수분부족 자체만으로도 발열이 나타날 수 있다. 해열제로 발열이 해결되지 않거나 발열과 함께 의식변화, 오한, 식사량 감소, 소변량 감소 등이 동반되면 즉시 응급진료가 필요하다.

넘어졌을 때

낙상은 노인에게서 드물지 않게 발생한다. 주로 집 안에서 넘어지는 경우가 많은데, 노인은 골다공증을 동반하는 경우가 많아서 크게 넘어지지 않아도 골절이 발생할 수 있다. 주로 손목골절, 척추골절, 고관절골절이 발생하며, 낙상 이후 손목의 부종이나 통증이 심한 경우, 앉기 힘들어 하는 경우, 하지의 통증이 심한 경우는 골절일 수 있기 때문에 응급진료가 필요하다.

낙상으로 응급진료가 필요한 경우
- 낙상 이후 의식의 변화 또는 행동의 변화가 관찰되는 경우
- 흉통, 어지럼증 등을 호소하는 경우
- 팔의 통증으로 인해 물건을 들어올리지 못하는 경우
- 고관절 부위의 통증을 호소하는 경우
- 허리통증으로 앉기 힘들어하는 경우

호흡곤란을 호소할 때

갑자기 호흡곤란을 호소하면 그 원인에 따라 다르게 접근해야 한다. 우선 기존에 치료받던 질환에 따라 대책이 다를 수 있다. 심부전으로 치료받는 환자가 갑자기 숨을 쉬거나 누워서 잠자는 것을 힘들어한다면 심부전 급성악화를 의심할 수 있다. 보통 심부전으로 급성악화를 경험했던 환자라면 추가로 처방받은 이뇨제를 가지고 있을 수 있는데, 우선은 추가 이뇨제를 복용하고 경과를 관찰하다가 지속적으로 호흡곤란이 호전되지 않는다면 응급진료를 받아야 한다.

천식이나 호흡기질환으로 치료받는 환자라면, 우선 기관지 확장제를 사용하게 된다. 보통은 호흡기감염이 동반된 경우 급성악화를 경험하기 때문에 기침·가래 등의 호흡기증상과 함께 호흡곤란이 악화되었다면 항생제 사용이 필요하니 병원을

방문하는 것이 좋다.

특별한 이유 없이 호흡곤란이 발생했고, 특히 거동이 많지 않아 주로 누워서 지내는 경우, 암으로 치료 중인 경우, 이전에 하지정맥에 혈전이 생기는 심부정맥 혈전증 또는 폐색전증의 병력이 있는 경우는 폐색전증의 가능성이 있다. 특히 한쪽 하지의 부종과 함께 호흡곤란이 나타났다면 가능성이 높기 때문에 응급진료가 필요하다. 간혹 식사를 하다가 갑자기 심한 호흡곤란을 호소하는 경우 사레가 원인일 수 있다. 이때는 약이나 음식 등이 목에 걸려 질식 상태에 빠졌을 때 실시하는 응급처치법인 하임리히법Heimlich maneuver을 사용하면 기도폐색을 해결할 수 있다.

하임리히법의 순서

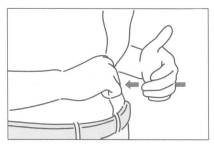

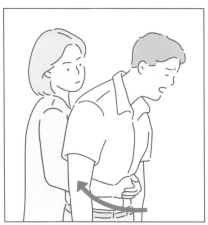

① 환자의 뒤에서 양팔로 감싸듯이 안는다.
② 한 손은 주먹을 쥐고, 다른 한 손은 주먹 쥔 손을 감싼다.
③ 주먹을 환자의 명치와 배꼽 중간 지점에 대고 안쪽에서 위로 강하게 밀어낸다.
④ 음식이 나오거나 사람이 숨을 쉴 수 있을 때까지 계속한다.
⑤ 응급처치 도중에 환자가 의식을 잃었다면 즉시 심폐소생술을 한다.

노인장기요양보험

우리나라에서는 전통적으로 노인이 질병으로 인해 돌봄이 필요한 경우 가족 내에서 부양을 책임져 왔다. 이를 위해 고령의 배우자, 자녀 또는 자녀의 배우자가 생업을 포기한 채 환자의 간병을 위해 매달렸고, 이로 인한 가족갈등 및 사회적 비용도 적지 않게 발생했다.

노인장기요양보험은 노인환자에 대한 부양의무를 사회적 책임으로 확대하여 노인환자의 생활안정은 돕고, 해당 가족의 돌봄부담은 줄여 국민 전체의 삶의 질을 향상시키고자 시행한 사회보험제도이다. 노인장기요양보험은 65세 이상의 노인 혹은 65세 미만이라도 노인성질병(치매, 뇌졸중, 파킨슨병 등)으로 혼자서 일상생활을 수행하기 어려운 경우에 가정이나 장기요양기관(입소시설, 주야간보호, 단기보호센터)에서 도움을 받을 수 있는 제도이다. 이를 위해 일상생활 수행능력을 평가하고 필요한 서비스를 개발하고 제공하고 있는데, 일상생활 수행능력의 제한은 최소한 6개월 이상 지속된 상태에 있어야 하는 것으로 되어 있다.

노인장기요양보험은 첫째, 노인의 심신상태, 생활환경과 노인 및 가족의 욕구, 선택을 종합적으로 고려하며(이용자 중심), 둘째, 가족과 함께 생활하면서 가정에서 받는 재가급여 서비스를 우선적으로 제공하고(재가서비스 중심), 셋째, 심신상태나 건강 등이 악화되지 않도록 의료서비스와 연계하여 제공할 것(의료·요양의 연계)을 제시하고 있다.

노인장기요양보험은 국가에서 운영하는 사회보험이기 때문에 모든 건강보험 가입자는 노인장기요양보험의 가입자로 되어 있어 따로 신청할 필요는 없다. 의료급여수급권자의 경우 건강보험과 장기요양보험의 가입자에서는 제외되지만, 국가 및 지방자치단체의 부담으로 장기요양보험의 적용대상으로 하고 있다. 하지만 모든 노인장기요양보험 가입자 및 그 피부양자나 의료급여수급권자가 장기요양급여를 받을 수 있는 것은 아니다. 일정한 절차에 따라 장기요양급여를 받을 수 있는 권리(수급권)가 부여된다.

대상

- 65세 이상 또는 65세 미만으로 대통령령으로 정하는 노인성질병을 앓고 있는 사람
- 장애인복지법에 따른 1·2급 등록 장애인이 활동지원 급여를 이용 중이거나 이용을 희망하는 경우 장기요양 등급이 인정되면 장애인 활동지원 신청이 제한되며, 장애인 활동지원 신청을 위해 이미 인정된 장기요양 등급은 취소할 수 없다.

(장애인 활동지원 문의: 국민연금공단, 연락처 1355)

장기요양 수급자 선정절차

- **인정신청** 본인 또는 대리인이 장기요양 인정신청서를 작성하여 공단에 제출
- **인정조사** 공단직원이 신청인을 방문하여 심신상태를 조사
- **의사소견서 제출** 인정조사 이후 공단직원의 안내에 따라 의사소견서 제출
- **등급판정위원회 결정** 인정조사 결과와 특기사항, 의사소견서 등을 종합적으로 검토·심의하여 신청인의 상태와 장기요양이 필요한 정도에 따라 적합한 장기요양등급 결정

신청장소

- 전국공단지사(노인장기요양보험 운영센터), 연락처 1577-1000

신청인

- 본인 또는 대리인
  ※ 대리인이 신청하는 경우: 가족, 친족 또는 이해관계인, 사회복지 전담공무원, 시장·군수·구청장이 지정하는 자(대리인임을 증명할 수 있는 신분증을 제시 또는 제출해야 하며, 팩스 및 우편으로 접수할 경우 신분증 사본을 제출해야 한다)

신청방법

- 방문 · 우편 · 팩스 · 인터넷

  ※ 65세가 되기 30일 이전부터 신청할 수 있으며, 이 경우 장기요양급여는 65세
  가 되는 날부터 적용된다. 또한 장기요양 인정신청서와 의사소견서를 제출해야
  한다. (의사소견서는 장기요양 인정신청 시 제출해야 하나, 등급판정위원회 개최 전까지 의
  사소견서를 제출할 수 있다)

심사 및 등급 평가

- 일상생활 활동기능, 도구적 일상생활 활동기능, 인지기능, 행동변화, 간호처치,
  재활영역 등 총 52개 항목에 대한 조사결과를 입력하여 장기요양 인정점수를
  산정하고, 산정점수 및 의사소견서, 특이사항 등을 토대로 등급판정위원회에서
  등급판정을 실시한다.
- 공단 직원(소정의 교육을 이수한 간호사, 사회복지사 등)이 신청인 거주지를 방문하여
  조사가 이루어진다. 방문조사 일정은 사전통보하며, 원하는 장소와 시간은 공단
  직원과 협의하여 조정이 가능하다.
- 요양인정점수와 등급

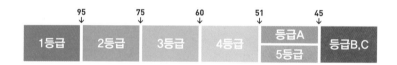

서비스의 종류

재가급여(장기요양 1~5등급 가능)

주야간보호 하루 중 일정한 시간 동안 장기요양기관에 보호하여 목욕, 식사, 기본
간호, 치매관리, 응급서비스 등을 제공

방문간호 의사, 한의사, 치과의사의 지시에 따라 간호사, 간호조무사, 치위생사가
가정을 방문하여 간호, 진료보조, 요양에 관한 상담, 구강위생 등을 제공

방문요양 장기요양 요원이 수급자의 가정을 방문하여 신체활동 및 가사활동 등을 지원

방문목욕 장기요양 요원이 목욕설비를 갖춘 차량을 이용하여, 수급자의 가정을 방문하여 목욕을 제공

단기보호 월 15일 이내의 기간 동안 장기요양기관에 보호

복지용구 수급자의 일상생활 또는 신체활동 지원에 필요한 용구를 제공하거나 대여(휠체어, 전동ㆍ수동침대, 욕창방지 매트리스ㆍ방석, 욕조용 리프트, 이동욕조, 보행기 등)

시설급여(장기요양 1~2등급 가능)

노인요양시설 장기요양기관에 입소한 수급자에게 신체활동 지원 및 심신기능의 유지향상을 위한 교육훈련 등을 제공(요양시설 내 치매전담실 포함)

노인요양공동생활가정 장기요양기관에 입소한 수급자에게 가정과 같은 주거여건에서 신체활동지원 및 심신기능의 유지향상을 위한 교육훈련 등을 제공(치매전담형 노인요양공동생활가정 포함)

* 국민건강보험공단 장기요양보험 홈페이지(http://www.longtermcare.or.kr/, 2019년 9월 20일 기준) 참조.

요양시설 선택법

노인환자가 아무리 나이가 많아도 가능하면 지금까지 살던 집에서 계속 지낼 수 있으면 좋을 것이다. 하지만 질병치료 또는 돌봄의 필요성으로 인해 집에서 요양하는 데에는 한계가 있어 어느 시점부터는 요양병원 또는 요양원을 찾아보게 된다. 하지만 같은 듯 다른 것 같은 요양병원과 요양원의 차이는 무엇인지 알기 어렵고, 부모님을 어느 곳에 모실지 결정하는 것도 쉽지만은 않다. 또한 막상 요양병원과 요양원 중 한 곳을 결정했다고 해도 여러 곳 중 어디를 선택할지 결정하기도 쉽지 않다. 앞으로는 정부에서 커뮤니티 케어community care 프로그램을 통해 노인이 거주하는 집으로 찾아가는 간병 서비스 또는 방문 진료 프로그램을 제공한다고는 하지만 아무래도 당장 시행되기는 어려워 보인다. 노인환자를 모실 때 한번쯤은 고민해보게 되는 요양병원과 요양원에 대해 자세하게 알아보도록 하겠다.

요양병원과 요양원의 차이

요양병원은 의사 또는 한의사가 의료를 행하는 곳으로 요양환자 30인 이상을 수용할 수 있는 시설을 갖추고 주로 장기요양을 요하는 노인성질병과 장애가 있는 환자에게 입원, 외래 및 재활치료 등의 의료서비스를 제공하는 의료기관이다. 인력에 대한 기준으로 의사는 연평균 1일 입원환자 40인마다 1인을 기준으로 하고, 간호사는 1일 입원환자 6인마다 1인을 기준으로 하며, 간호사 정원의 3분의 2 범위 내에서 간호조무사를 둘 수 있다고 규정되어 있다.

요양원은 치매, 뇌졸중 등 노인성질병으로 장애가 발생하여 도움을 필요로 하는 노인을 입소시켜 급식, 요양과 그 밖의 일상생활에 필요한 돌봄을 제공하는 시설로 정의하고 있다. 정리하면 아래와 같다.

	요양병원	요양원
법적근거	의료법	노인복지법
정의	30인 이상 수용시설, 장기요양을 요하는 입원환자에게 의료 서비스 제공	노인성질병으로 인해 도움을 필요로 하는 노인들에게 일상생활에 필요한 편의를 제공
목적	노인성질병 예방, 치료, 재활	돌봄
서비스 대상자	질병이나 장애가 발생한 자 (입원에는 특별한 자격 요건 없음)	노인장기요양등급(1~2등급)을 받은 자
서비스 한도	의학적으로 질병이나 부상의 치료 종결 시	노인장기요양보험의 월 한도 범위 내에서 집행
서비스 제공 인력	의사·간호사 등 의료인력 중심 의사(1일 입원환자 40인당 1인), 간호사(1일 입원환자 6인당 1인), 물리치료사(병원당 1인, 입원환자 100인 초과 시 1인 추가), 사회복지사(병원당 1인)	요양보호사 중심 사회복지사(시설당 1인, 100인 초과 시 1인 추가), 간호사(입소자 25인당 1인), 물리치료사 또는 작업치료사(입소자 100인당 1인), 요양보호사(입소자 2.5인당 1인)
재원	국민건강보험	노인장기요양보험

요양병원 또는 요양원, 어디를 선택할까?

요양병원은 의료기관이므로 상주하는 의사와 간호사가 있어야 하고 입원자격에도 원칙적으로 제한이 없다. 반면 요양원은 의료기관이 아니라서 상근하는 의사가 없다. 다만 촉탁의에 의한 진료는 가능하다. 따라서 질병치료를 계속해야 하는 경우에는 요양병원에 입원해야 하고, 질병치료가 필요하지 않고 단지 돌봄만 필요하다면 요양원에 입소해야 한다. 즉, 집으로도 퇴원 가능하지만 집에서 환자를 돌볼 수없는 상황일 때 요양원으로 갈 수 있다.

또한 보호자가 지불하는 부담금의 구성에도 차이가 난다. 요양병원의 경우 입원비(약제비 및 진료비 포함)와 식대는 의료보험의 적용을 받으나 환자의 질병, 상태에 따라 진료에 필요한 총액을 미리 정해서 그 범위 내에서 진료하도록 하는 제도인 정액수가제가 적용된다. 따라서 보다 전문적인 치료가 필요한 경우 요양병원에서는 시행이 어려울 수 있다. 환자에게 간병사 혹은 요양보호사가 필요한 경우 병원에서 위탁한 간병사가 담당하며 그 비용은 보호자가 전액 부담해야 하기 때문에 경제적 부담이 있을 수 있다. 반면, 요양원의 경우 입소비와 요양보호사의 간병비는 노인 장기요양보험에서 부담하나 식대는 본인부담이다. 그 외 약처방이나 기타 진료가 필요할 경우는 외부 의료기관을 방문해야 하고 이 비용은 본인이 부담해야 한다.

요양병원과 요양원 중 어느 쪽을 선택해야 하는지는 환자의 상태와 동반된 질환에 따라 결정해야 한다. 환자의 의학적 상태가 불안정해서 언제라도 위급한 상황에 빠질 위험이 있거나, 동반질환에 대한 빈번한 의학적 검사나 진찰이 필요하고 약물조정이 수시로 필요한 경우라면 요양병원이 적합하다. 또한 신체나 인지 재활치료가 필요한 경우도 요양병원이 적합하다. 하지만, 환자 상태가 안정적이어서 외래진료나 약 복용만으로 유지가능하다면 요양원이 적합하다. 또한 치료보다는 간병에 대한 부담이 많은 경우, 예를 들면 대소변 조절이 불가능하거나 식사가 불가능한 경우라면 요양보호사 지원이 보다 원활한 요양원이 좋을 수도 있다. 그 외에 환자나 보호자의 선호도, 본인부담금의 차이도 무시할 수 없는 선택기준이다.

요양병원 잘 선택하는 법

먼저 환자의 상태에 적합한 진료가 가능한 병원을 선택해야 한다. 혈액투석이 필요한 만성신부전 환자인지, 뇌졸중 후 적극적인 재활치료가 필요한지, 혹은 암으로 호스피스 치료가 필요한 상태인지에 따라 선택의 폭이 달라질 수 있다. 즉, 환자가 필요로 하는 진료범위를 고려해서 해당 요양병원에서 지속적으로 진료가 이루어질 수 있는지 확인해야 한다. 또한 요양병원에 있더라도 전문적인 치료가 필요할 수 있기 때문에 거주지와 가까운 곳에 위치한 병원을 선택하는 것이 좋다. 마지막으로 건강보험심사평가원의 요양병원 적정성 평가결과를 살펴보는 것이 도움이 된다. 건강보험심사평가원에서는 요양병원을 평가하여 등급을 매기고 열람할 수 있도록 홈페이지(http://www.hira.or.kr)에 공개하고 있다.

* 국민건강보험공단 장기요양보험 홈페이지(http://www.longtermcare.or.kr/, 2019년 9월 20일 기준) 참조.

연명의료결정법

모든 사람은 죽음을 맞게 된다. 최근 의료기술의 발전으로 인해 심장마비, 호흡마비가 발생한 경우에도 일시적으로 호흡 및 혈액순환을 유지할 수 있는 방법들이 개발되었고, 연장된 시간 동안 치료를 수행하여 좋은 결과를 기대해볼 수 있게 되었다. 하지만 노인환자, 특히 여러 기저질환을 가진 노인은 이러한 생명유지 장치를 적용한다고 해서 예후가 크게 달라지지 않고, 단지 시간을 조금 더 연장할 뿐인 경우가 흔하다. 그 기간 동안 비록 의식은 없다고 하여도 환자가 겪을 고통과 불편감이 얼마나 클지, 그리고 과연 그러한 과정이 의미가 있는 것인지 의문이 드는 것은 당연하다. 환자로서 치료받을 권리가 있는 것과 마찬가지로 치료받지 않을 권리도 있다.

'임종과정에 있는 환자'라는 의학적 판단이 선행된 환자에 대하여 연명의료를 시행할지 중단할지를 환자 스스로 결정할 수 있도록 하고, 그 결정을 법적으로 보호하는 연명의료결정법에 따라 시행되는 연명의료결정제도(호스피스 · 완화의료 및 임종과정에 있는 환자의 연명의료결정에 관한 법률)는 환자의 자기결정을 존중하고 환자 최선의 이익을 보장할 수 있는 제도로 2018년 2월부터 시행 중이다.

하지만 이 법과 제도의 취지에 대해 잘 모르는 사람이 많고, 시행초기라서 진료현장의 의료진들도 혼란스러워 하는 경우가 많아 아직까지는 시행착오를 겪고 있다. 하지만 연명의료결정법의 본래 취지인 말기 및 임종과정에 있는 환자를 대상으로 호스피스 및 완화의료를 제공하고, 임종 과정에 있는 환자의 연명의료에 대한 환자의 자기결정을 존중함으로써 환자에게 최선의 이익을 보장하는 것에 대해서는 환자와 의료진 모두 동의하기에 차츰 자리를 잡아나갈 것으로 보인다. 이 법과 제도를 잘 이해한다면 삶의 아름다운 마무리를 준비할 수 있을 것이다.

- **말기환자**

  질병에 대한 적극적인 치료에도 근원적인 회복 가능성이 없고, 점차 증상이 악화되어 담당의사와 전문의 1인으로부터 수개월 이내에 사망할 것으로 예상되는 진단을 받은 환자

- **임종과정에 있는 환자**

  회생의 가능성이 없고, 치료에도 불구하고 회복되지 않으며, 급속도로 증상이 악화되어 사망에 임박한 상태라고 담당의사와 해당분야의 전문의 1명으로부터 의학적 판단을 받은 사람

- **연명의료**

  임종과정에 있는 환자에게 하는 심폐소생술, 혈액투석, 항암제 투여, 인공호흡기 착용, 체외생명유지술, 수혈, 혈압상승제 투여 등의 의학적 시술로 치료효과 없이 임종과정의 기간만을 연장하는 것

- **호스피스 · 완화의료**

  말기환자 또는 임종과정에 있는 환자와 그 가족에게 통증과 증상의 완화 등을 포함한 신체적 · 심리사회적 · 영적 영역에 대한 종합적인 평가와 치료를 목적으로 하는 의료

사전연명의료의향서

19세 이상의 사람은 누구나 자신이 향후 임종과정에 있는 환자가 되었을 때를 대비하여 연명의료 및 호스피스에 관한 의향을 문서(사전연명의료의향서)로 작성해둘 수 있다. 다만 보건복지부가 지정한 사전연명의료의향서 등록기관을 찾아가 충분한 설명을 듣고 작성해야 법적으로 유효한 서식이 된다. 등록기관을 통해 작성, 등록된 사전연명의료의향서는 연명의료 정보처리시스템의 데이터베이스에 보관되어야 비로소 법적 효력을 인정받을 수 있다. 사전연명의료의향서를 이미 작성한 경우라도 본인은 언제든지 그 의사를 변경하거나 철회할 수 있다. 이때 반드시 처음 작성한 사전연명의료의향서 등록기관에 방문해야 하는 것은 아니며, 보건복지부 지정을 받은 사전연명의료의향서 등록기관이라면 어디든지 가능하다.

2018년 2월 전에 민간단체 등을 통해 사전의료의향서 서식을 이용하여 작성한 경우에 공증을 하였다 하더라도, 해당 서식은 연명의료결정법에 따른 법정 서식이 아니므로 법적 효력을 인정받지 못한다. 다만, 해당 공증은 의식이 없는 환자가 되었을 때, 연명의료에 대해 본인의 의사를 확인할 수 있는 근거로 활용할 수는 있다. 만약 연명의료결정법에 따른 법적 효력을 인정받는 사전연명의료의향서를 작성하고 싶다면 보건복지부가 지정한 '사전연명의료의향서 등록기관'을 방문하여 직접 작성해야 한다.

사전연명의료의향서를 작성했더라도 법적 효력이 없는 경우
- 본인이 직접 작성하지 않은 경우
- 본인의 자발적 의사에 따라 작성되지 않은 경우
- 법에 따라 작성 전 알아야 할 사항에 대한 설명이 제공되지 않거나 작성자의 확인을 받지 않은 경우
- 사전연명의료의향서를 작성 및 등록한 후에 연명의료계획서를 다시 작성한 경우

연명의료계획서

연명의료계획서는 의료기관윤리위원회가 설치되어 있는 의료기관에서 담당의사 및 전문의 1인에 의해 말기환자나 임종과정에 있는 환자로 진단 또는 판단을 받은 환자에 대해 담당의사가 작성하는 서식이다. 이미 사전연명의료의향서나 연명의료계획서를 작성하였더라도 본인은 언제든지 그 의사를 변경하거나 철회할 수 있다. 말기환자 또는 임종과정에 있는 환자는 연명의료를 시행하지 않거나 중단에 관한 의사를 연명의료계획서로 남겨 놓을 수 있다. 연명의료계획서는 환자의 의사에 따라 담당의사가 작성한다. 이때 말기환자 또는 임종과정에 있는 환자인지

	사전연명의료의향서	연명의료계획서
대상	19세 이상의 성인	말기환자 또는 임종과정에 있는 환자
작성	본인이 직접 작성	환자의 요청에 따라 담당의사가 작성
설명의무	등록기관 상담자	담당의사
가능기관	보건복지부 지정 사전연명의료의향서 등록기관	의료기관윤리위원회를 등록한 의료기관

여부는 해당 환자를 직접 진료한 담당의사와 해당 분야의 전문의 1인이 동일하게 판단하여야 한다. 사전연명의료의향서와 연명의료계획서는 앞의 표에서 비교해 볼 수 있다.

연명의료를 유보 또는 중단하기 위한 요건

요건 1 임종과정에 있는 환자 판단 우선 의료기관윤리위원회가 설치된 의료기관에서 담당의사와 전문의 1인에 의해 회생 가능성이 없고, 치료에도 불구하고 회복되지 않으며, 급속도로 증상이 악화되어 사망에 임박한 상태에 있는 환자라는 판단을 받아야 한다. 따라서 지속적 식물인간상태 또는 뇌사상태에 있는 환자는 대상이 되지 않는다.

요건 2 환자 또는 환자 가족의 결정 확인 환자 또는 환자 가족이 환자에 대한 연명의료를 원치 않는다는 의사를 표시하고 담당의사(환자가 의사표현을 할 수 있는 의학적 상태인 경우) 또는 담당의사 및 전문의 1인(환자가 의사표현을 할 수 없는 의학적 상태인 경우)의 확인이 있어야 한다.

요건 3 연명의료의 유보 또는 중단 해당 환자에 대한 시술이 더 이상 치료효과가 없다는 의학적 판단(요건1)과 환자 또는 환자 가족이 더 이상 치료를 원치 않는다(요건2)는 요건이 동시에 갖추어지면 연명의료를 시행하지 않을 수 있다.

* 국립연명의료관리기관 홈페이지(https://www.lst.go.kr/, 2019년 9월 20일 기준) 참조.

우리나라는 2017년 노인인구가 14퍼센트를 넘어서는 고령사회에 진입했습니다. 현재의 추세대로 수명이 연장되고 출생률이 감소하면 노인인구의 증가는 앞으로도 지속될 것입니다. 건강하게 오래 사는 것은 축복받을 일이지만, 고령인구의 증가로 인해 야기될 수 있는 건강 및 질병에 대한 걱정과 우려는 우리 사회가 꼭 해결해야 할 문제입니다. 이를 위해서는 노인들이 건강한 노년생활을 위해 꼭 지켜야 할 내용들을 이해하고, 불필요한 걱정과 우려를 하지 않도록 제대로 된 정보를 제공해야 한다고 생각합니다.

또한 노인들은 동시에 여러 질환을 앓는 경우가 많기 때문에, 증상들을 종합적으로 평가하여 환자마다 치료법을 달리 하는 환자중심의 통합적인 진료시스템이 꼭 필요합니다. 문제는 지금과 같이 분야별로 전문화된 의료시스템에서는 현실적으로 수행하기 어렵고 제한적이라는 사실입니다. 환자중심의 진료가 가능한 여건을 만들기 위해 노인환자의 진료에 필요한 노쇠평가, 협진모델 등을 개발하고, 노인의학 전문의료인을 양성하는 것이 무엇보다 시급합니다. 이러한 포괄적 노인의료를 발전시키기 위해 더욱 연구하고 노력하고자 합니다.

노인들이 걱정 없이 남은 삶을 건강하게 살 수 있도록 앞으로도 이 길을 계속 걸어가고자 합니다. 이 책이 노년을 앞둔 많은 사람들의 건강을 증진시키는 데 도움이 되기를 바랍니다. 마지막까지 병에 걸리지 않고, 누워 지내지 않고, 항상 즐거운 마음으로 살기를 바라는 분들을 위해 질병의 예방법, 관리법, 식습관, 운동습관, 각종 복지제도 등 노년 건강에 관한 모든 것을 이 책에 담았습니다. '무병장수'를 꿈꾸는 분들에게 도움이 되기를 바랍니다.

의사가 될 수 있도록 가르침을 주신 훌륭하신 스승님들께 감사드립니다. 무엇보다도 삶과 행복의 원천이 되는 아버지, 어머니, 장인어른, 장모님, 그리고 아내와 아이들에게 항상 사랑하고 고맙다는 말을 꼭 전하고 싶습니다. 마지막으로 소중한 피부병변 사진을 제공해준 건국대학교병원 최용범 교수에게도 감사드립니다.